主编 袁 萍｜陈敖峥｜汪存洲

社交癌与你的距离

压力性尿失禁的防治

上海科学普及出版社

编　委　会

主　编

袁　萍

陈敖峥

汪存洲

编　委

王　雪

张　翼

吴一璇

王文婷

前　言

尿失禁又称为社交癌，指尿液不受控制地经尿道流出，是一种常见的泌尿系统疾病，尿失禁可以发生于任何年龄，以老年人及女性多见。随着人口老龄化，尿失禁的患病率逐步上升。约50%的女性患有社交癌，尿失禁既限制了女性的日常生活及社交活动，严重影响女性生活质量，又对患者造成了巨大的心理负担。女性盆底障碍性疾病已成为影响女性健康的五大慢性疾病之一，是严重影响女性生活质量的社会健康问题。

我国虽在女性压力性尿失禁领域研究起步晚，但发展迅速，致力于探索建立适合中国人特点的治疗康复方法，从源头降低盆底疾病的发生率，提高我国盆底疾病的防治水平，提升女性的生活质量。

上海市同仁医院注重多学科协作发展，于2019年成立盆底中心，设立尿失禁专病门诊，目前已接诊大量女性压力性尿失禁患者。

2021年建立的中法女性盆底功能障碍诊治中心，将区域女性盆底防治工作提升到更高的水平。团队在前期研究中，采用电刺激及生物反馈治疗盆底疾病取得的临床效果较好，并同时采用中西医结合治疗，优势互补。还与超声团队应用盆底超声从不同视角、多维度、动态测量盆底相关指标，全面、真实评估患者治疗前后盆底功能的结构变化，分析其与尿失禁的相关性，积累了丰富的临床资料。

随着中医团队的加入，团队通过中医辨证论治、针灸及中草药的应用，对尿失禁患者进行体质调理，并通过中西医结合治疗，提高了尿失禁的疗效，缩短了治疗疗程。

每当患者来到尿失禁门诊，笔者非常希望能与患者进行更多地交流，普及疾病的相关知识，指导其选择恰当的生活方式及饮食习惯，但是门诊工作量大，并没有更多的时间与患者交流，所以萌生了撰写这本科普书的想法，希望以此书作为与患者沟通的桥梁，帮助更多的患者解除尿失禁的困扰，重回健康状态。

编　者

2024年7月

目 录

引言

尿失禁认知误区揭秘   / 02

故事篇

盆底功能与健康时光   / 08
生育   / 10
衰老   / 12
尿失禁分型   / 14
中西医治疗方法   / 19

生活指导篇

"社交癌"生活方式指导   / 21
饮食参考   / 22
药膳生活应用   / 29
药食同源茶饮   / 39
合理运动助康复   / 39

中医篇

尿失禁常用中药   / 45
膏方应用之法   / 48
针灸治疗方法   / 50

中医药治疗伴随症状 / 57

西医篇

诊断评估 / 66

病史描述 / 66

体格检查 / 67

专科检查 / 67

棉签试验 / 68

压力试验 / 68

指压试验 / 69

排尿日记 / 69

问卷简表 / 70

辅助检查 / 70

程度诊断 / 72

康复治疗 / 73

预防措施 / 76

预后展望 / 77

附录

表1 排尿日记 / 78

表2 国际尿失禁咨询委员会尿失禁问卷表简表（ICI-Q-SF） / 79

参考文献 / 80

— 引　言 —

✦ 尿失禁认识误区揭秘

 打喷嚏或咳嗽，偶尔少量漏尿，不需要去医院。

不不不，及时请专科医生诊断评估，
医生会用专业知识帮助你。

　　在任何年龄，尿失禁都是一种不正常的现象，但是大多数尿失禁是可以治愈的。即使不能完全解决原发疾病，也可改善漏尿症状，提高生活质量。

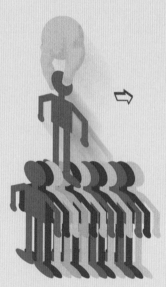

 尿失禁是衰老带来的疑难问题，无能为力。

不不不，医生会帮助你减慢衰老速度。

　　与年龄增长相关的下尿路变化，使尿失禁在老年患者中更容易发生，绝大多数患者能通过非手术方法治好。经阴道分娩可能会导致盆底肌肉损伤或张力下降，但并非不可避免。有目的的锻炼可防止或改善尿失禁症状。

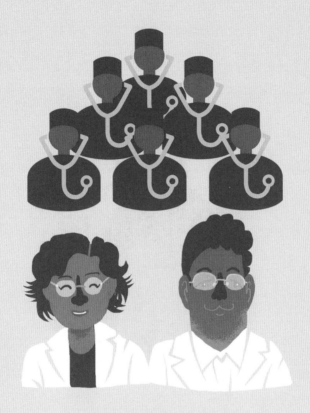

 尿失禁—活动受限—智力衰退—尿失禁加重的恶性循环

心中有爱的医生，可以帮助患者战胜疾病带来的困扰。

　　事实上，对于尿失禁的治疗，中医和西医都大有所为。尿失禁可防可治，通过行为训练、辅助装置、药物或手术、针灸、中草药治疗等能使大多数尿失禁患者的相关症状得到明显改善，甚至治愈。

"不止你一个"

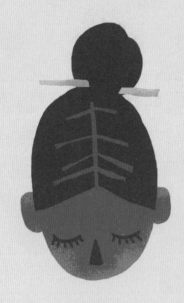

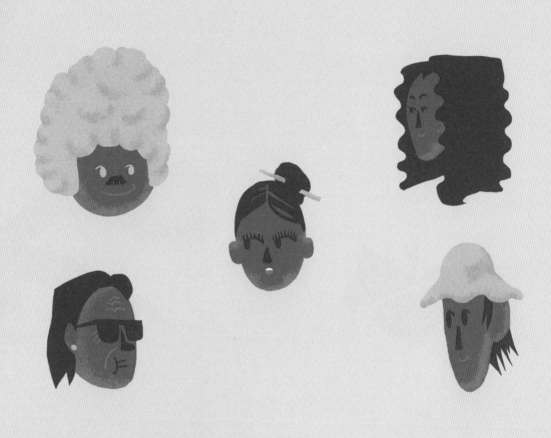

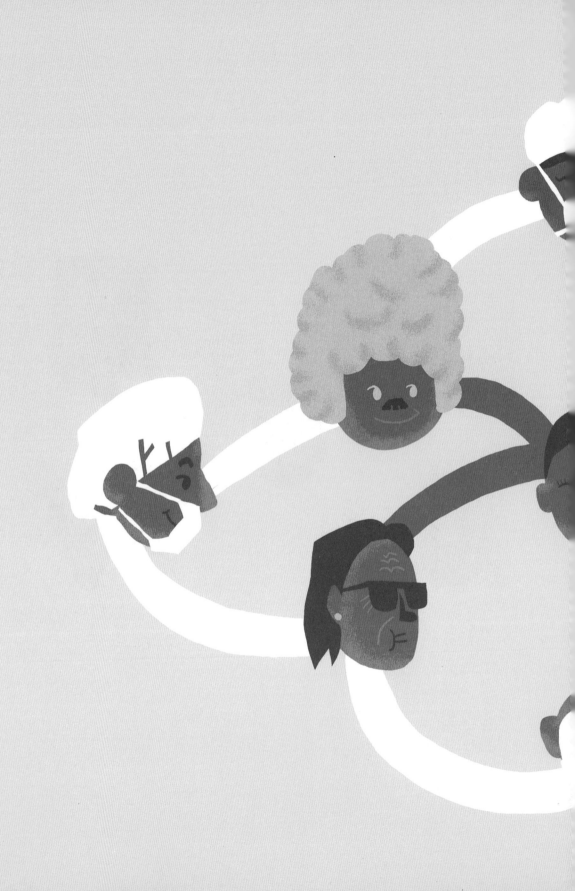

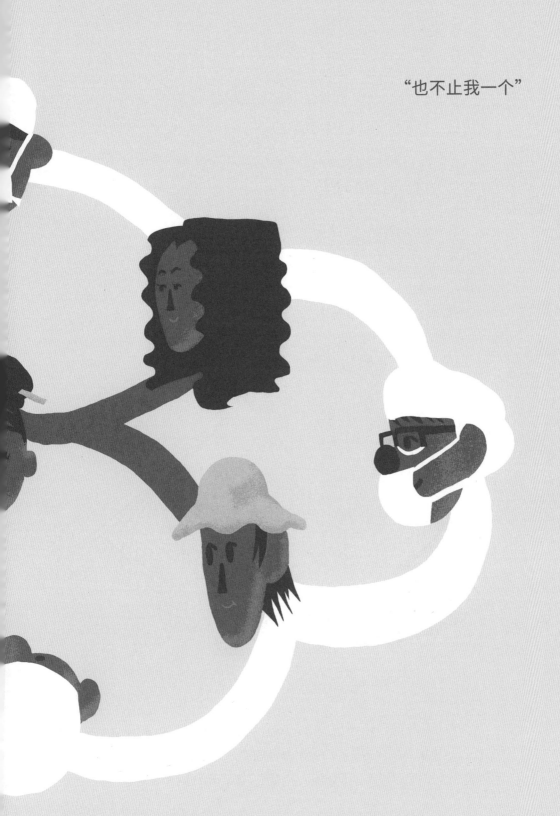

"也不止我一个"

— 故 事 篇 —

◆ 盆底功能与健康时光

我们来了解一下，盆底是什么？盆底在哪里？

盆底，顾名思义就是骨盆的底，像我们家里的脸盆底一样。

盆底也可以理解为是一个倒碗型结构，通过前、下、后三个方向的力量保持其稳定和功能。子宫、膀胱和直肠就躺在盆底上。

膀胱充盈的时候，或者腹压突然增高的时候，三个方向的力量一起作用，收紧盆底。排尿、排便的时候，前后肌肉相应放松，完成新陈代谢的功能。但是有时候若前后一起放松，则排便的同时也会排尿。

 ## 你的"吊网"还好吗？

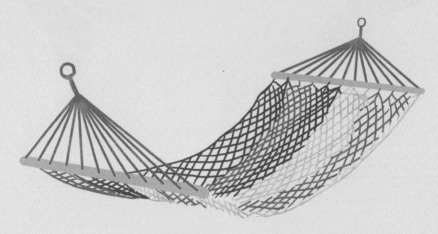

盆底肌肉群犹如一张"吊网"

盆底结构除了我们熟知的盆底肌之外，还有韧带、筋膜、胶原蛋白等结缔组织，更重要的是盆底里面布满了神经组织，直接支配其上器官的功能。这有点像家里的吸顶灯挂在天花板上，而控制它的电线藏在墙壁里一样。

　　盆底，看不见，摸不着，但却是非常重要的身体部位，承担着非常重要的作用。特别是盆底肌，盆底肌是指封闭骨盆底的肌肉群。这一肌肉群犹如一张"吊网"，尿道、膀胱、阴道、子宫、直肠等脏器被这张"网"紧紧吊住，从而维持正常位置以便行使其功能。

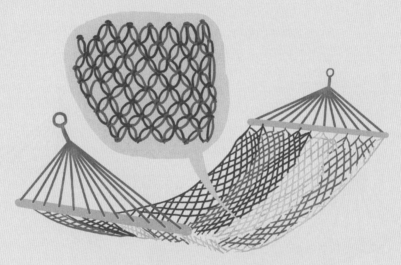

盆底就像一个个精密的"仪器"，每天都在默默奉献

　　因为盆底比电视精密多了，而东西越是精密就越容不得任何瑕疵。而且在盆底肌和结缔组织之间布满了神经组织，所以只要自然修复过程中有一点点不完美的地方，都会影响神经的传导，哪怕修复了 99%，那剩下的1% 也可能引发"蝴蝶效应"，影响盆底器官的功能。

　　修复受损的盆底肌，对于提高女性现在和未来的生活质量，具有举足轻重的作用。

　　一旦这张"网"的弹性变差，"吊力"不足，便会导致"网"内的器官无法维持在正常位置，从而出现相应功能障碍，如大小便失禁、盆底脏器脱垂等。

　　盆底肌的功能与中医的脾、肾密切相关。脾气有升清特性、肾气有固摄作用。如果脾气虚，脾失健运，肾精不足，肾气虚，就会出现骨盆底肌肉群的"吊力"不足，导致盆底脏器脱垂。肾主水，司膀胱气化。也就是说，肾可以管控水液代谢，负责管理膀胱的开合。病理状态时，也就是肾精不足，肾气虚，没有能力去管控膀胱的开合。肾气的固摄能力减弱，膀胱失去正常的管理，腹压突然增加的时候，就会出现小便失禁。如咳嗽、打喷嚏等会增加腹压，导致压力性尿失禁的发生。

◆ 生育

宝妈的喜悦，有时候也伴随着甜蜜的烦恼。

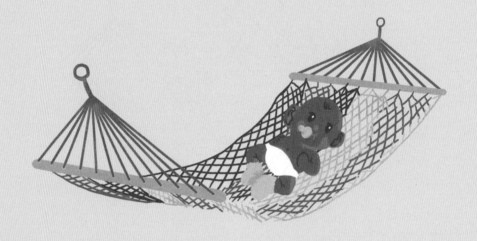

女性怀孕期间，子宫会慢慢变大，为了让子宫等器官维持正常位置，盆底会紧紧闭合。但随着孕周的增加，盆底受到的压力也会逐渐增大，到了一定程度，这种压力就会引起盆底神经的功能异常。也就是说女性在怀孕期间会对盆底产生影响。

 顺产宝宝出生，请记住，
盆底这个"吊网"是幕后英雄。

女性在顺产生宝宝的时候，盆底负责开放，以利于宝宝下降和通过产道。大家都知道生宝宝时需要"开宫口"，但我们往往会忘记盆底这个幕后英雄，在"开宫口"时，盆底会随着宫口一起展开。这时就需要盆底完成一个"巨大"的拉伸和扩张动作。

所谓"巨大"是什么幅度呢？相当于把上嘴唇拉到额头的程度。足够"巨大"了吧！这些拉伸在一定条件下会直接引起盆底支持结构和神经的损伤。

当你成为一个幸福的妈妈，不要忘记关注自己的盆底健康。

 我刚刚 30 岁，产后打喷嚏或咳嗽时偶尔会少量漏尿，还伴随着腰酸痛，月经不调，我以为是因为带宝宝累了，多休息一段时间就能好，但却一直不好，反而有不断加重的趋势，所以我找各种借口拒绝朋友聚会、单位活动，同事、朋友认为我产后变得孤僻了，实际上是漏尿这个难言之隐，非常困扰我。

盆底支持结构的薄弱和损伤是压力性尿失禁发生的重要原因，分娩引起的创伤是压力性尿失禁最重要的危险因素之一。

 产后打喷嚏或咳嗽，引起偶尔少量漏尿，需要去医院治疗。

生育的次数、初次生育年龄、生产方式、胎儿的大小及妊娠期间尿失禁的发生率均与产后尿失禁的发生有显著相关性，生育的胎次与尿失禁的发生也有密切的关系。

- 初次生育年龄在 20 ～ 34 岁的女性，其尿失禁的发生与生育的相关度高于其他年龄段。
- 生育年龄过大者，尿失禁的发生可能性较大。
- 经阴道分娩的女性比剖宫产的女性更易发生尿失禁。
- 行剖宫产的女性比未生育的女性发生尿失禁危险性要大。

使用助产钳、吸胎器和缩宫素等加速产程的助产技术同样有增加尿失禁的可能性；巨大儿的妈妈发生尿失禁的可能性明显升高。

所以产后女性要请妇产科医生及时进行盆底功能评估，以便及时发现问题。

✦ 衰老

退休生活的忧伤：压力性尿失禁来到身边

66 岁的王阿姨走进诊室，优雅地坐在桌前，环顾四周，低声说："医生，我这个毛病半年了，下腹部坠胀、漏尿。哪里都不敢去，又不好意思讲。我丰富的退休生活现在暗淡无光了，以前我几乎天天晚上要和姐妹们去跳舞，现在我不敢跳，也不敢笑，更不敢咳嗽了，因为一有这些动作，小便就会不受控制地流出来，真是很尴尬的一个毛病。我是很爱热闹的人，但现在出门，很不方便，被迫留在在家里，很少有社交。医生，阿拉苦死了，我以前身体蛮好的，为什么会生这个毛病啊？"

为了让王阿姨更加了解自己的情况，请听医生讲讲这个毛病的来龙去脉。随着年龄增长，盆底肌也在慢慢变老。

 **导致盆底问题的原因有二，
一是妊娠和分娩过程中的损伤，一是绝经后的退化。**

孕产的影响：很多人认为盆底疾病是老年病，其实隐患在怀孕的时候就已经存在。

衰老的影响：在临床上妇产科医生见到过很多患者，特别是中老年妇女，有的可能还没有生过孩子，但她们也会出现子宫脱垂、漏尿等问题。

随着年龄增长，身体各项功能的衰退，也会成为尿失禁发生的"帮凶"。老年常见病，如糖尿病、慢性肺部疾患等，也会加快尿失禁的进展。

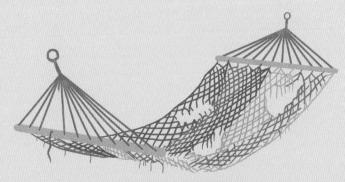

衰老引起盆底肌功能退化

漏尿，下腹部疼痛，灼热不适半个月了，我这样爱干净的人，希望家里一尘不染，现在太难受了，家务都做不动。心烦，口干、口苦，晚上也睡不好，越是睡不着，越是频繁去厕所。简直要被折磨死了，不知道该怎么办？我是有洁癖的人，为什么会患上"社交癌"？

很多老年女性有这样的困扰，越是紧张担心，越是想排尿。一出门就要找厕所，走路快一点就漏尿，聚餐、开会时不停地跑厕所。其实，尿失禁也是衰老的一种表现。随着年龄的增长，盆底肌肉和尿道组织的弹性和功能会逐渐减弱，增加了女性尿失禁的患病率。这些都严重影响了患者的正常生活。

数字能告诉我们尿失禁的发病规律。

女性压力性尿失禁在全球范围内都非常普遍，尤其在老年女性中更为常见。23% ~ 45% 的女性有不同程度的尿失禁，7% 左右有明显的尿失禁症状，其中 50% 为压力性尿失禁。中国成年女性压力性尿失禁患病率高达 18.9%，其中 50 ~ 59 岁女性压力性尿失禁患病率最高，为 28.0%。在美国，压力性尿失禁的总体患病率在 2005—2018 年保持稳定，约为 46%。

盆腔脏器脱垂与尿失禁也有密切的关系，就仿佛斜拉桥的锁链松弛了。

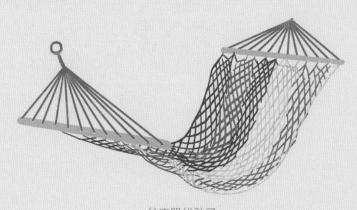

盆底肌松弛了

压力性尿失禁和盆腔脏器脱垂紧密相关，两者常伴随存在。盆腔脏器脱垂和压力性尿失禁严重影响中老年女性的健康和生活质量。

　　盆底支持结构的薄弱和损伤是压力性尿失禁发生的重要解剖学基础原因，几乎所有的下尿路症状及许多阴道症状都可见于压力性尿失禁，80%的患者伴有阴道前壁膨出。

　　盆腔脏器脱垂患者的盆底支持组织平滑肌纤维变细、排列紊乱、结缔组织纤维化和肌纤维萎缩可能与压力性尿失禁的发生有关。

✦ 尿失禁分型

　　虽然患病症状都是尿失禁，但是其发病原因却各有不同，需要请医生帮助确诊，以找到最佳治疗方法。

　　尿失禁根据发病原因的不同，可分为三种类型：压力性尿失禁、急迫性尿失禁和混合型尿失禁。

◎压力性尿失禁

　　就像水龙头松了，也就是控制我们排尿的尿道括约肌松弛了。

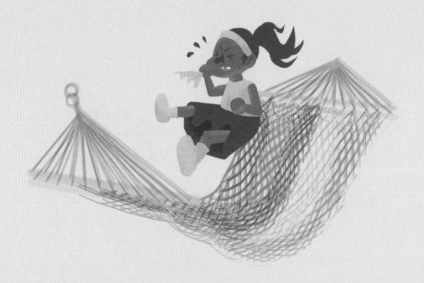

　　当咳嗽、打喷嚏、跑步或举重时，腹压增加会导致漏尿。这种类型的尿失禁通常与盆底组织的松弛有关。

李阿婆说："医生，我最近很苦恼，我是喜欢运动的人，最近却觉得生活暗淡无光了，以前我每天要和姐妹们去慢跑，最近几个月我不敢跑，也不敢跳，甚至大笑，或者咳嗽的时候，小便就会不受控制地流出来，实在太难受了，这是什么毛病啊，能不能治好啊？"

医生说："阿姨，你先听我说，咳嗽、大笑或跑跳时小便漏出来的量多吗？会不会弄湿内裤，急的时候小便会不会漏出来？"

李阿婆说："哦，医生，漏出来的量大约会弄湿内裤，现在正是夏天，外面的裤子还不会湿，急的时候不会漏尿出来。"

医生说："阿姨，这个就是医学上说的压力性尿失禁，就像是水龙头松了，就是控制我们排尿的尿道括约肌松弛了，医生的治疗就是要想办法把这个水龙头紧一紧，这个毛病能治，也能治好，中药、针灸加上功能锻炼可以治，不用太担心。"

李阿婆说："能治就太好了，我最近太苦恼了，都不敢出门，走路都不敢走快呢。"

◎ 急迫性尿失禁

你的膀胱有点调皮，不听指挥。

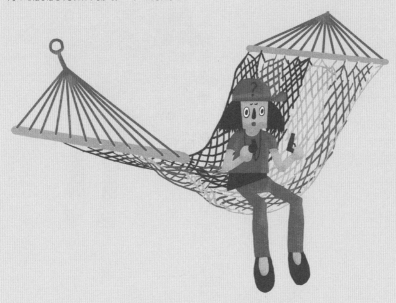

膀胱不听大脑信号，发令枪没响，就跑起来

表现为突然的强烈尿意，患者无法控制，导致尿液漏出。这主要与逼尿肌的过度活动有关。

朱小姐说："医生，我现在每天大脑的第一反应就是想办法怎么不让尿液流出来，走到哪里都要考虑能否快速找到厕所，因为我稍微慢一点，尿液就会不受控制地流出来，这让我既尴尬又苦恼，而且小便次数很多，晚上要2～3次，已经严重影响到我的睡眠和心理状态了。"

医生问："咳嗽、大笑的时候会不会漏尿？每次漏出来的量有多少？每天要使用尿垫吗？"

朱小姐说："咳嗽、大笑不会漏，每天需要使用尿垫，而且必须更换7～9次。"

医生说："这在医学上被定义为急迫性尿失禁，通俗的说就是膀胱有点调皮，收缩频繁。中药、针灸可以治疗。"

◎ **混合性尿失禁**

混合性尿失禁是压力性和急迫性尿失禁的混合形式。

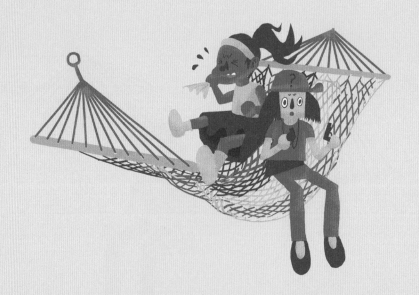

李女士说："医生，我自从生了孩子之后咳嗽、跑步时就会漏尿，当时没有太在意，但最近还出现来不及上厕所也会有尿液漏出来的情况，而且漏出的尿量还比较多，现在天天带着尿垫，夏天真的太不方便了。"

医生问："排尿费力的情况有吗？"

李女士说："没有！"

医生说："这个情况既有压力性尿失禁又有急迫性尿失禁，两种情况处理的方法和思路不太一样，我们可以中西医联合治疗，也可以采用针灸、中药加锻炼先治疗。"

健康是身体平衡的状态。当尿道过度移动，引起尿失禁的时候，平静的生活被扰乱，就仿佛年久失修的房门，发生变形不能完全关闭一个道理。

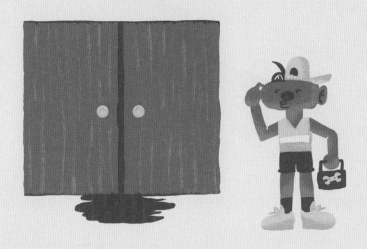

妊娠、经阴道分娩、盆腔手术及慢性腹压增加（如慢性便秘），打破原有解剖结构的平衡，引起尿道过度移动，导致尿失禁。

有习惯性便秘的女性，尤其要关注肠道问题，预防尿失禁的发生。

尿道过度活动导致压力性尿失禁的机制基于"吊床假说"理论，是由于盆底肌肉组织和阴道结缔组织对尿道和膀胱颈的支持不足造成的。

随着腹压的增加（如咳嗽或打喷嚏），尿道不能闭合。尿道支持不足可能与结缔组织和（或）肌肉力量的丧失有关，原因可能是由于慢性压力（即高强度活动、慢性咳嗽、慢性便秘或肥胖）或分娩造成的创伤，特别是阴道分娩。分娩可直接对盆腔肌肉造成损伤，也可损伤神经导致盆腔肌肉功能障碍。对此，患者应学习与疾病共生存，走出无奈与困惑，克服自己内心的恐惧，了解尿道括约肌功能缺陷发生的原因，与医生一起去面对。

接受过尿道手术或盆腔放射治疗的女性，尿道括约肌功能缺陷是由神经损伤引起的。

神经损伤，导致尿道关闭压下降，出现尿失禁。类似电线外面的绝缘导线节段性破损，导电功能出现障碍。

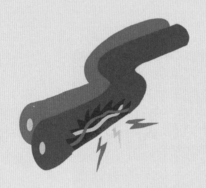

1980 年，Mc Guire 等提出了尿道括约肌功能缺陷。尿道括约肌功能缺陷主要与既往尿道或尿道周围手术、神经损伤（如阴部神经）、盆腔放射治疗有关。

尿道黏膜和肌张力使尿道关闭，其功能缺陷是指不论其解剖位置是否正常，尿道黏膜和肌张力的功能均丧失。

请注意：盆腔放射治疗可以导致尿道的精确封闭功能损害和局部神经损伤。

尿道括约肌功能缺陷可发生在膀胱充盈或不充盈的情况下，即使在腹压增加最小的情况下，也会导致严重的漏尿。括约肌性尿失禁患者均有某种程度的尿道括约肌功能缺陷，包括尿道平滑肌、尿道横纹肌、尿道周围横纹肌功能退变及受损。

治疗目的是通过阴道雌激素改善尿道血流量，通过盆腔肌肉运动或手术增加尿道的控尿能力。尿道括约肌功能缺陷的治疗具有挑战性，手术效果也较差。这种情况也可以尝试中医药治疗。

尿失禁的发生与多种因素有关，了解以下危险因素，可以积极预防尿失禁。

◎ 肥胖

肥胖女性发生压力性尿失禁的概率显著增高，减肥可降低尿失禁的发生率。

◎ 遗传因素

遗传因素与压力性尿失禁有较明确的相关性。压力性尿失禁患者患病率与其直系亲属的患病率显著相关。

◎ 其他因素

子宫切除术、吸烟、便秘、肠道功能紊乱等因素可能增加尿失禁的发病风险。

✦ 中西医治疗方法

 尿失禁真是令人心急，应该去看什么科?

 可以去看妇科，先请妇科医生确诊，而后可通过中医针灸、中草药进行治疗。

上海市同仁医院形成中西医有效结合、融合的特色，发挥中草药以及中医针灸不同针法的特色。

患者王阿姨，出现阵发性下腹坠痛、阴道口痛伴尿频、尿急半个月。疼痛时伴有尿失禁、尿频、尿急等症状，坐立不安，夜尿频，晚上起夜4～5次。尿常规检查曾发现少量白细胞，但中段尿培养阴性，考虑尿路感染可能，予口服左氧氟沙星、头孢类抗生素等进行治疗，可短期改善症状，但总体疼痛及漏尿症状未见明显好转。

◎ 西医治疗

家庭训练、电刺激、生物反馈、手术治疗。

◎ **中医针灸**

头穴透刺、腹针、多元时间针法、穴位埋线、揿针。

◎ **中药**

中成药、草药代茶饮、中药散剂、膏方、院内协定处方。

尿失禁的发病率接近 50%，可能很多女性都曾经被困扰，尿失禁会影响女性的优雅生活，所以被称为"社交癌"。年龄、超重或肥胖、吸烟、种族等与尿失禁的患病率增高有关。

学习疾病共生存，走出无奈与困惑，走过自己内心的恐惧，了解尿道固有括约肌功能缺陷发生的原因，与医生一起去面对。

—— 生活指导篇 ——

◆ "社交癌"生活方式指导

赵女士被确诊为"压力性尿失禁"，症状有漏尿、夜尿频，腰酸痛，睡眠质量差，晨起口干、口苦，大便溏，每天 2～3 次。舌红，有瘀斑，苔白，舌体有裂纹。脉沉细。她来门诊就诊时，还伴随左侧胸肋间带状疱疹疼痛。

中医辨证，患者为肾阴虚，肝郁脾虚，痰瘀阻络。

根据患者的病史，患者的免疫力低下，这与饮食营养、是否足量运动、生活方式密切相关。

询问患者的的生活方式，赵女士讲述了自己每天的生活节奏。她经常早晨 4 点半起床，帮儿子烧饭，炖排骨汤两个小时，然后乘地铁 9 站路送到儿子家里。自己的早餐则为泡饭和酱菜。上午稍微休息，中午简单午餐，每天 12—17 时打麻将，甚至有的时候 4 天 4 夜连续打麻将，三餐吃小点心，或者一个鸡蛋，而后又继续打麻将。

通过这个病案，笔者也想提醒临床医生在治疗尿失禁患者的时候，多关注患者的生活方式，帮助患者调整合理的生活方式和饮食结构。

营养均衡对尿失禁患者很关键。

人体必需的七大营养素包括蛋白质、脂质、维生素、碳水化合物、矿物质元素、膳食纤维和水。合理的膳食结构，对于健康至关重要。

《黄帝内经》记载："五谷为养，五果为助，五畜为益，五菜为充。"

✦ 饮食参考

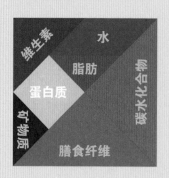
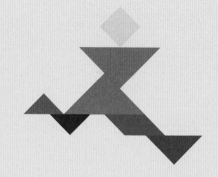

 中医学倡导饮食养生,《养生录》中谈到养生"六宜",即食宜早些、食宜暖些、食宜少些、食宜淡些、食宜缓些、食宜软些。

《中国居民膳食指南（2022）》提出每天盐的摄入量不超过 5 克,如果盐的摄入量超标,会加速心脑血管等疾病的发生。中医学养生观点与营养学提倡的"健康膳食金字塔"相一致。

食物营养均衡:每天最少摄入 12 种食物,每周 25 种。

每天摄入酒精不超过 15 克。

注意烹饪方式,尽量选用天然调料增加食物的风味,少用高温煎炸,少用高糖、高盐的调味品。

食物多样化,谷薯类、蔬菜水果、禽鱼蛋奶、大豆坚果均要摄入,吃饭细嚼慢咽。

《黄帝内经》指出:"气味和而服之,以补精益气。"饮食有道,食不可过饱,饮不可过多。

◎蛋白质

补充蛋白质非常重要:五畜为益。

蛋白质的摄入标准：1 克 / 千克体重。

鱼、禽、蛋、瘦肉，根据体重不同，平均每天 120 ～ 200 克。

富含维生素 A 的食物：鸡肉、鸡蛋、瘦肉、鱼类。

优质蛋白质推荐：牛肉、深海鱼、鳕鱼、三文鱼、金枪鱼。

牛奶每天 300 ～ 500 毫升，也可以摄入不同种类的奶制品。

鸡蛋每天 1 个，即可满足人体需要，吃鸡蛋不弃蛋黄。

◎ 脂质

富含脂质的食品，限制食用量。

食用多种植物油，经常调换烹调油种类，每天摄入油量 25 ～ 30 克。

食物尽量以蒸、炖、煮、涮等少油的方式进行烹调。

- 尽量少吃深加工肉制品。

- 尽量少吃肥肉、动物内脏，鸡皮、鱼皮以免增加胆固醇含量。

- 尽量少吃油炸食品、烟熏以及腌制肉制品。

- 尽量少吃奶油制品。

◎ 维生素

⊙ 五菜为充

从蔬菜中摄取维生素、膳食纤维、矿物质元素，对于维持人体新陈代谢的平衡起着重要的作用。

新鲜蔬菜每天 300 ～ 500 克，新鲜蔬菜如卷心菜、芥菜、青菜等，均含有大量维生素。多食富含纤维素的食物和润肠食品，如茭白、竹笋、芹菜等。深色蔬菜占 1/2。深色蔬菜指叶片或果实颜色比较深的蔬菜，是维生素 A 的主要来源，还含有多种色素物质如叶绿素、叶黄素、番茄红素、花青素等，包括胡萝卜、西红柿。同时西兰花的 β 胡萝卜素含量要比白菜花高。

⊙ 五果为助

水果含有维生素、矿物质、膳食纤维，营养丰富。建议选择对血糖影响较小的水果，选择血糖指数（GI）低于 55 的水果。每天摄入糖量 25 ～ 30 克。糖可增加肥胖的风险，肥胖会引起腹内压力和膀胱压力增高，故肥胖人群也是尿失禁发生的高危人群。

请注意，应避免食用纯糖制品，如甜点、冰淇淋、含糖饮料、巧克力。每天应摄入新鲜水果 200～350 克（2～3 种），果汁不能代替水果。

GI 越低的食物对血糖的升高反应越小。尽可能选择 GI ＜ 55 的食物。

表 1　不同食物的血糖指数

粮谷类	血糖指数		烤马铃薯	60.0
大米饭（普通）	69.4		马铃薯泥	73.0
黑米饭	55.0		炸薯条	60.0
糯米饭	87.0		炸薯片	60.3
大米糯米粥	65.3		苕粉	34.5
黑米粥	42.3		藕粉	32.6
白面包	87.9		粉丝汤（豌豆）	31.6
全麦面包	69.0			
高纤面包	68.0			
燕麦麸	55.0		蔬菜类	血糖指数
玉米（甜，煮）	55.0		胡萝卜	71.0
玉米片（市售）	78.5		南瓜	75.0
玉米面粥（粗粉）	50.9		山药	51.0
小米粥	61.5		芋头（蒸）	47.7
面条（小麦，湿）	81.6		芦笋	<15.0
面条（小麦，煮，细）	55.0		菜花	<15.0
面条（荞麦）	59.3		芹菜	<15.0
馒头（富强粉）	88.1		黄瓜	<15.0
烙饼	79.6		茄子	<15.0
油条	74.9		莴笋	<15.0
马铃薯	62.0		生菜	<15.0

青椒	<15.0
番茄	<15.0
菠菜	<15.0

豆类	血糖指数
黄豆（泡，煮）	18.0
豆腐（炖）	31.9
豆腐（冻）	22.3
豆腐干	23.7
绿豆	27.2
鹰嘴豆	33.0
青刀豆（罐头）	45.0
四季豆（罐头）	52.0
蚕豆（五香）	16.9
扁豆	38.0

水果类	血糖指数
苹果	36.0
香蕉	52.0
樱桃	22.0
柚子	25.0
葡萄	43.0
奇异果	52±6
芒果	55±5

柳橙	43±4
猕猴桃	52.0
桃	28.0
梨	36.0
菠萝	66.0
葡萄干	64.0
西瓜	72.0
杏（罐头）	64.0
李子	24.0
芒果	55.0

奶制品类	血糖指数
牛奶	27.6
全脂牛奶	27.0
脱脂牛奶	32.0
巧克力奶	34.0
酸奶（加糖）	48.0
低脂酸酪乳	33.0
普通酸乳酪	36.0

碳水化合物	血糖指数
蜂蜜	73.0
葡萄糖	100.0
绵白糖	83.8

方糖	65.0
巧克力	49.0

糕饼类	血糖指数
小麦饼干	70.0
苏打饼干	72.0
华夫饼干	76.0
膨化薄脆饼干	81.0
爆米花	55.0

饮料类	血糖指数
冰淇淋	61.0
低脂冰淇淋	50.0
苹果汁	41.0
桔汁	52.0
葡萄汁	48.0
菠萝汁	46.0
柚子汁	48.0
可乐	40.3
芬达	34.0
苏打饮料	63.0

混合膳食	血糖指数
饺子（三鲜）	28.0
包子（芹菜猪肉）	39.1
肉馅馄饨	39.0
牛肉面	88.6

◎ 碳水化合物

⊙ 五谷为养

五谷含有丰富的碳水化合物，建议每天摄入谷薯类 250 ～ 400 克。

主食的营养成分主要是碳水化合物、植物蛋白质和 B 族维生素，脂肪含量极少。

五谷中，米指大米、小米。麦指小麦、燕麦、荞麦、藜麦。豆指黄豆、红豆、绿豆、蚕豆、豌豆、芸豆。

藜麦的蛋白质含量非常高，占了其总营养的 15% ～ 22%，每 100 克藜麦中含有 14 克的蛋白质，蛋白质含量比鸡蛋还要高。藜麦还富含身体所需的赖氨酸和 9 种氨基酸，可以调节身体内的脂肪酸代谢，帮助修复受损的组织细胞，提高身体免疫力，尤其是素食者的最佳选择。

◎ 矿物质元素

矿物质元素包括常量元素和微量元素两大类。

尿失禁患者可能会缺乏微量元素，需要注重补充微量元素，调节人体免疫功能平衡，扶助人体正气。

 每天摄入 10 克坚果，补充微量元素。

在微量元素中，特别要强调含硒食物的摄入，它对于尿失禁患者的康复有帮助。

硒（Se），淋巴细胞合成的原材料，硒具有抗氧化功能，是天然的维生素 E。微量元素体内不能合成，只有从外界摄入。每天从食物中摄取硒，对健康大有益处。

成年人一般每天硒的需要量为 50 微克，营养专家推荐用量为 200 微克，人体可耐受最高摄入量为每天 400 微克。

含硒食物推荐：鱿鱼、海参、生蚝等带壳海鲜，虾米、芥末、河蟹、蘑菇、腰果、红茶等。蔬菜中如芦笋、荠菜、豌豆、白菜、南瓜、洋葱、番茄、扁豆等含一定量的硒。

请注意：有些中药富含微量元素，尤其是硒。如黄芪、灵芝、枸杞子、菊花、白果、当归、红花、赤芍、姜黄、丹参、川芎、生地黄、熟地黄、菟丝子、肿节风、刘寄奴、决明子、三棱等。

硒参与酶的代谢，促进细胞修复。活血化瘀中药的硒含量平均值高于其他中药。

◎ 摄入发酵食品可改善肠道菌群，提高免疫力

发酵食品，如纳豆、奶酪、酸奶，可改善肠道菌群。

◎ **喝水的原则**

入睡前控制饮水量，以减少夜间尿量，避免影响睡眠质量。

推荐一天中饮用和整体膳食（包括食物中的水，汤、粥、奶等）中水的摄入为 2 700 ～ 3 000 毫升。

基础饮水量：足量饮水，少量多饮。每天喝水 1 500 ～ 1 700 毫升。女性为 1 500 毫升，男性为 1 700 毫升。

推荐白开水、茶水、矿泉水（富含微量元素）。矿泉水最佳饮用方法是常温下直接饮用。禁饮用含糖饮料。

◎ **膳食纤维**

膳食纤维是植物性成分，植物性食物是膳食纤维的天然食物来源。膳食纤维在蔬菜水果、粗粮杂粮、豆类及菌藻类食物中含量丰富。膳食纤维可促进肠蠕动，并且有细菌发酵作用。膳食纤维在肠道易被细菌酵解，其中可溶性纤维可完全被细菌酵解，促进肠道蠕动，减少腹部胀气，改善便秘。对于尿失禁伴随的便秘症状，会有很大的帮助。

膳食纤维每日摄入 25 ～ 30 克。

膳食纤维含量较多的食物推荐如下。

- 蔬菜：辣椒、西兰花、芹菜、竹笋等。
- 水果：樱桃、石榴、苹果、红枣等。
- 豆类：青豆、蚕豆、芸豆、豌豆等。
- 五谷杂粮：玉米、燕麦、荞麦等。
- 菌类：香菇、木耳、银耳等。

◎ **中医体质辨识的九种体质**

九种体质即平和质、气虚质、阴虚质、阳虚质、痰湿质、湿热质、血瘀质、气郁质、特禀质（过敏体质）。每个人体质不同，都适合吃什么呢？以下是几种比较常见的体质。

⊙ *气虚质*

面色苍白，语声低怯，常自汗出。饮食可以选择银耳、白扁豆。

⊙ 阴虚质

　　咽喉疼痛、口干舌燥、皮肤发干、失眠、便秘。饮食可以选择香蕉、百合、柚子、枸杞子。

⊙ 痰湿质

　　体型相对较胖，乏力，便溏。饮食可以选择山药、薏苡仁、莲子。

⊙ 湿热质

　　脸部容易长痘痘，便秘。在饮食方面可以选择莲藕、黄瓜、绿豆。

⊙ 血瘀质

　　胸闷，头痛，腰酸背痛，舌淡紫，舌边瘀斑。饮食可以选择山楂。

⊙ 气郁质

　　闷闷不乐，食后胃胀痛。饮食可以选择萝卜、佛手、海带。

◆ 药膳生活应用

 药膳需要在医生指导下选用。

　　药膳是中医学的一个组成部分，在治未病、调理、延缓衰老方面具有独到之处。

　　"神农尝百草"记录着中华民族探索食物和药物功效的故事，故有"药食同源"之说，开创了药膳饮食保健的先河。

　　公元前 1000 多年的周朝，宫廷医生分为四科，其中的"食医"即为帝王调配膳食以养生的保健服务医生。

　　中医经典著作《黄帝内经》，载药膳方数则。

　　秦汉时期，我国现存最早的药学专著《神农本草经》，记载了许多既可药用又可食用的品种，如大枣、芝麻、山药、葡萄、核桃、百合、生姜、薏苡仁等。

东汉时期，医圣张仲景的《伤寒杂病论》中载有一些药膳名方，如当归生姜羊肉汤、百合鸡子黄汤等，至今仍有临床应用价值。

唐朝时期，名医孙思邈的《备急千金要方》和《千金翼方》专列有"食治""养老食疗"等门，药膳方药十分丰富。据史书记载，至隋唐时期，我国已有食疗专著 60 余部。孟诜所著的《食疗本草》是我国现存最早的食疗专著，对后世影响较大。

宋朝时期，王怀隐等著述的《太平圣惠方》论述了许多疾病的药膳疗法。陈直的《养老寿亲书》是我国现存的早期老年医学专著，在其所载的方剂中，药膳方约占 70%。书中记载："凡老人之患，宜先以食治，食治未愈，然后命药。"

元朝时期，御医忽思慧所著的药膳专书《饮膳正要》，药膳方和食疗药十分丰富，并有妊娠食忌、乳母食忌、饮酒避忌等内容。

明朝时期，李时珍在《本草纲目》中收载了许多药膳方，仅药粥、药酒就各有数十则。高濂的养生学专著《遵生八笺》，也载有不少养生保健药膳。

清朝时期，清代的药膳专著各有特色，如王士雄的《随息居饮食谱》介绍了药用食物七门三百余种，章穆的《调疾饮食辨》所涉及的药用食物更多，袁枚的《随园食单》介绍了多种药膳的烹调原理和方法，曹庭栋的《老老恒言》（又名《养生随笔》）中则列出了百种老年保健药粥。

中国药膳不是食物与中药的简单相加，而是在中医辨证配膳理论的指导下，由药物、食物和调料三者精制而成的一种既有药物功效，又具食品美味，还可用于防病治病、兼具强身益寿的特殊食品。

◎ 中药药膳的特点

⊙ 辨证食用，注重整体

使用药膳的时候，强调整体观念，需全面了解分析患者的体质、健康状况、疾病性质、季节时令、地理环境等多方面情况，四诊合参，判断患者的证型。

根据辨证情况，确定适合患者体质的饮食。依据相应的食疗原则，给予适当的药膳调理。

⊙ **治疗未病，调节平衡**

治未病是采取预防或治疗手段，防止疾病发生、发展的方法。药膳防治未病，调节人体阴阳平衡，是其有别于药物治疗的特点之一。

随着女性加入社会竞争，除了尿失禁，女性的甲状腺疾病、乳腺小叶增生、卵巢囊肿、子宫肌瘤的发病率都在不断上升。而中医理论认为，气为无形，痰为有形，痰气交结是导致这些疾病发生的根本原因。若是平时能够在医生指导下，疏肝解郁、软坚散结、活血通络，早期防治，可以有效预防这些疾病的发生。药膳调理是一个不错的选择。

药膳应尽量选择药食同源平和之品，以起到防治疾病和保健养生的双重效果。

⊙ **服用方便，良药不苦**

由于中药汤剂多有苦味，故民间有"良药苦口"之说。有些人，特别是儿童因不愿意接受中药的苦味而拒绝服药。在小儿呼吸系统疾病的治疗中，采用外治法灌肠的方式治疗，需要医护人员专业操作，也有诸多不便。药膳的出现，祛除了中药的苦味，儿童也可以食用，对于小儿消化不良尤为有效。

◎ **中药药膳的选择**

中药药膳的选择，多为药食同源之品，人体在疾病状态下阴阳失衡，通过药物的四气五味，升降沉浮，调节机体阴阳、偏盛偏衰的状态，达到养生防病的目的。

药膳加入部分药材，但是要注重药物性味的选择，以及食物的色、香、味等特性。通过与食物的调配及精细的烹调，制成美味可口的药膳，"良药不苦，服食方便"。

接下来谈谈尿失禁患者的膳食营养，患者在营养需求方面没有特别的忌口，基本上只要保证每天进食足够的能量，如进食高热量、充足的蛋白质、人体需要的维生素、清淡易消化的食物即可。

尿失禁患者常用的药食同源中药（建议在医生指导下服用）如下。

⊙ 芡实

芡实又名鸡头米、水鸡头、鸡头苞等，古药书中说它是"婴儿食之不老，老年人食之延年"的粮菜佳品。具有"补而不峻""防燥不腻"的特点。

【用量】5 克。

【性味归经】性平，味甘、涩。归脾经、肾经。

【功效】益肾固精，补脾止泻，除湿止带。

【药理研究】具有抗氧化、延缓衰老、抗疲劳、抗心肌缺血、抗癌等药理作用。

⊙ 炒鸡内金

【用量】5 克。

【性味归经】性平，味甘。归脾经、胃经、小肠经、膀胱经。

【功效】消食健胃，涩精止遗。

【药理研究】口服鸡内金粉后，胃液分泌量、酸度、消化能力三者均增加，胃的运动期延长，蠕动波增加。鸡内金含有 18 种氨基酸，以及钙、铜、铁、镁、锰、锌等微量元素。

⊙ 酸枣仁

【用量】5 克。

【性味归经】性平，味甘、酸。归肝经、胆经、心经。

【功效】补肝，宁心；敛汗，生津。

【药理研究】中枢抑制作用：镇静、催眠、镇痛、抗惊、降体温；抗心律失常和抗心肌缺血；降血压；降血脂和防治动脉粥样硬化；抗氧化、抗血小板凝聚；防治烧伤；增强免疫力。

⊙ 天麻

【用量】5 克。

【性味归经】性平，味甘。归肝经。

【功效】平肝息风，止痉。

【药理研究】天麻多糖有增强实验动物机体非特异性免疫及细胞免疫以及

抗炎作用，另有延缓衰老、抑制血小板凝聚、保护心肌细胞等作用。天麻含锌、铜等微量元素。

⊙ 山茱萸

【用量】5 克。

【药用部位】成熟果肉。

【性味归经】性微温，味酸、涩。归肝经、肾经。

【功效】补益肝肾，涩精固脱。

【药理研究】药理研究表明，山茱萸有增强机体免疫功能、抗炎、抗衰老、抑菌等功效。

⊙ 薤白

【用量】5 克。

【性味归经】性温，味辛、苦，归心经、肺经、胃经、大肠经。

【功效】通阳散结，行气导滞。

【药理研究】抗动脉粥样硬化；抗血小板凝集；抗氧化；抗菌等作用。

⊙ 覆盆子

【用量】5 克。

【性味归经】性温，味甘、酸。归肾经、膀胱经。

【功效】益肾，固精，缩尿。

【药理研究】有雌激素样作用，并能抑制霍乱弧菌生长。

⊙ 杜仲叶

【用量】5 克。

【性味归经】性温，味微辛。气微，味微苦，归肝经、肾经。

【功效】补肝肾，强筋骨。

【药理研究】杜仲叶有镇静、镇痛、降压、抗炎等作用，还能增强机体免疫功能，促进创作性骨折的愈合。

　　杜仲叶含有丰富的维生素和胡萝卜素，还含有维生素 B_2 和微量的维生素 B_1，这与杜仲的抗衰老以及细胞免疫功能相关。杜仲叶含有 15 种矿物质元素，包括锌、铜、铁等微量元素和钙、钾、磷、镁等宏量元素。

⊙ 药食同源调料

建议选用胡椒、花椒、八角茴香、小茴香、蒜、葱。

◎ 推荐药膳

在我们平时吃的食物中，也有不少能辅助改善尿失禁症状的食物。根据中医尿失禁的病因病机，结合患者体质和具体症状，我们把尿失禁的辨证分型分为三类，即气血虚弱型、肾气亏虚型、湿热下注型，这三种类型临床比较常见。针对这三类不同证型的患者，笔者总结归纳了适合的食物清单和药膳食谱以供参考。

⊙ 气血虚弱型

气血是维持正常生理功能的物质基础，气能推动血液运行；血能载气，是气的物质基础。

气血亏虚时，除了尿失禁，还会表现为面色无华，疲倦乏力、偶有心慌、气短，头晕、头痛，女性月经量少，甚至闭经。舌体胖大，舌边有齿痕。

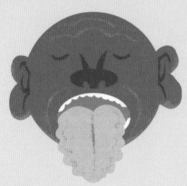

o 补气血的蔬菜类：莲藕、山药、胡萝卜、马铃薯、香菇。
o 补气血的肉类：牛肉、鸡肉、牛肚、猪肚、鱼、虾。
o 补气血的五谷类：粳米、薏苡仁、粟子。

○ 补气血的水果：葡萄、红枣、樱桃、龙眼。

○ 补气血的滋补药：人参、阿胶。

⊙ 药膳举例

○ 粳米薏苡仁粥

材料：薏苡仁 20 克，粳米 100 克，山楂 5 克，白糖适量。

做法：先将薏苡仁以及粳米清洗干净后放于砂锅中，加入 1 000 毫升水后点火烧开，加入山楂后用小火慢熬煎成粥，最后加入适量的白糖即可食用。

功效主治：健脾止泻，消食化积。适用于尿失禁出现脾胃虚弱、消化不良、脘腹胀满、嗳气吞酸、便溏者。

○ 当归黄芪炖猪蹄

材料：猪蹄 500 克，当归 10 克，黄芪 10 克，调味料适量。

做法：先将猪蹄焯水，再将当归和黄芪装入小纱布袋中，扎紧口和猪蹄一起放入锅中，按个人口味加入调味料，和猪蹄一起炖煮到酥烂即可食用。

功效主治：补血养肝，宁心安神。适用于气血虚伴心悸、失眠多梦者。

当归的现代药理研究：

• 具有抗衰老作用。当归能显著延缓肌肉萎缩，其机制可能与当归促进肌肉血液循环、改善代谢有关。

• 增强机体免疫功能。当归可促进巨噬细胞分泌细胞因子，增强免疫功能。当归对肾单纯缺血再灌注损伤具有保护作用。

黄芪现代药理研究：

• 甘、温，能补脾肺之气，为补气之要药。有补气升阳、固表止汗、排脓生肌、利水退肿之功。

• 强壮作用。黄芪生药或浸膏对正常心脏有加强其收缩的作用，且具有类性激素作用和兴奋中枢神经系统作用。黄芪多糖具有提高机体免疫功能的作用。

○ 参苓粳米粥

材料：人参 5 克（或党参 10 克），白茯苓 10 克，生姜 3 片，粳米 100 克。

做法：先将人参（或党参）、生姜切为薄片，把茯苓捣碎，浸泡半小时，煎取药汁，后再煎取汁，将一煎、二煎药汁合并，分早晚 2 次同粳米煮粥服食。

功效主治：益气补虚，健脾养胃。适用于尿失禁，伴有气虚体弱，脾胃不足，倦怠无力，面色苍白，饮食减少，反胃呕吐，大便稀薄等症者。适合冬季服用。

⊙ 肾气亏虚型

肾主水，调节人体水液代谢。当肾气亏虚的时候，膀胱气化功能失调，表现为尿失禁，还会伴随神疲乏力，眩晕健忘，腰膝酸软，乏力，耳鸣，脱发，可见舌体纵向裂纹。

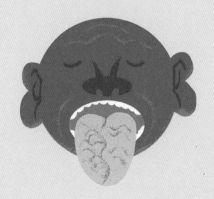

- 补肾的蔬菜类：秋葵、韭菜、韭菜籽。
- 补肾的肉类：鹿肉、羊肉、牛肉、海参、泥鳅、鳝鱼、虾。
- 补肾的五谷类：黑米、黑豆、黑芝麻、粟米、胡桃、莲子、芡实。
- 补肾的水果：桑椹、枸杞子、榴莲、核桃。
- 补肾的滋补药：鹿角胶、鳖甲胶、龟甲胶、冬虫夏草。

⊙ 药膳举例
- 枸杞山萸鸽蛋

材料：枸杞子 10 克，山茱萸 10 克，水发海参 50 克，鸽蛋 10 个，海参切成小块。

做法：鸽蛋凉水下锅，用文火煮熟，捞出剥壳备用。将锅烧热，加猪油 10 克，下葱、姜煸炒，随后入鸡汤、海参、酱油、酒、胡椒粉，烧沸后改文火煨 40 分钟，加入鸽蛋、枸杞子、山茱萸，再煨 10 分钟。装盘即可食用。

功效主治：滋阴补肾，明目。适用于尿失禁伴心烦失眠，腰膝酸软，两目干涩，耳鸣乏力者。

○ 五味子韭菜炒鸡蛋

材料：韭菜 100 克，五味子 10 克，核桃仁 10 克，鸡蛋 2 个，白糖 1 克，橄榄油、盐、香油适量。

做法：韭菜摘洗干净，五味子、核桃仁洗净备用。炒锅倒入少许橄榄油，放入五味子、核桃仁炒熟盛出；再倒入蛋液炒熟盛出，底油爆香葱花，倒入韭菜翻炒，加入盐和糖，然后倒入鸡蛋、五味子、核桃翻炒，淋入香油翻炒均匀后关火。

功效主治：补肝肾，养心安神，滋阴润燥。适用于尿失禁伴有心烦失眠、腰膝酸痛、眩晕耳鸣、盗汗者。

○ 百合枸杞羊肉

材料：羊肉 750 克，百合 10 克，枸杞子 10 克，老抽 2 勺，白砂糖、盐适量，姜 3 片，料酒 2 勺，八角 2 个，肉桂 1 个。

做法：羊肉切块焯水，洗净以后放入电压力锅，放入老抽、料酒、姜片、八角、肉桂、糖、水，选择"牛羊肉"档 20 分钟，排气后倒入锅中，加入洗净的百合、枸杞子。

功效主治：补益肾气，滋阴润肺。适用于肾气虚劳损的尿频、遗尿、腰酸、腰痛、头晕耳鸣、听力减退者。

⊙ 湿热下注型

湿邪的特点为重浊黏滞，湿性趋下。湿邪和热邪相搏结成为湿热之邪，湿热下注，将影响膀胱和大肠的生理功能。症状表现为尿失禁，伴随身体困重、疲乏无力、皮肤痒、白带量多色黄、舌苔黄腻。

○ 清湿热的蔬菜类：苦瓜、百合、冬瓜、黄瓜、苦瓜、芹菜、荸荠。

○ 清湿热的肉类：鱼类、鸭肉、鹅肉。

○ 清湿热的五谷：炒薏苡仁、白扁豆、绿豆、赤小豆。

○ 清湿热的水果：柚子、西瓜、梨、火龙果。

⊙ 药膳举例

○ 红豆薏苡仁莲子饮

材料：红豆 100 克，薏苡仁 30 克，莲子 30 克，饮用水 1500 毫升。

做法：红豆、薏苡仁、莲子洗净后，用清水浸泡 2 小时。泡好后就开火煮，先大火煮至水开，然后转小火煮；在煮好前 20 分钟放入冰糖继续熬煮，至冰糖融化即可关火。

功效主治：健脾燥湿，利水消肿。适用于尿失禁伴有身体困重、疲乏无力、便溏者。

○ 紫苏红豆汤

材料：紫苏 10 克，红豆 50 克，莲子 50 克，冰糖少许，饮用水 500 毫升。

做法：先煮沸煨熟红豆、莲子后再放入紫苏，共煮 10 分钟，加冰糖调味。

功效主治：清热除烦，理气利湿。适用于尿失禁伴有脘腹胀闷、心烦失眠、口干者。

○ 陈皮冬瓜生鱼汤

材料：生鱼 500 克，冬瓜 500 克，赤小豆 30 克，陈皮 10 克，生姜 2 片，紫苏 2 克，盐适量。

做法：冬瓜连皮洗净，切成块状，赤小豆提前浸泡 1 小时、洗净，紫苏洗净。生鱼清洗干净，烧锅下花生油、生姜片，将生鱼煎至金黄色。倒入适量清水煮沸，放入以上所有材料煮沸后改慢火煲 3 小时，加盐调味即可。

功效主治：清利湿热，行气和胃。适用于尿失禁伴偶有胃胀痛、胁肋胀痛、小便黄短者。

以上都是针对尿失禁患者的情况，根据个人体质辨证分型后，在膳食营养的选择上作了一些简单介绍和药膳配方的举例，读者可以举一反三，从中找到适合自己体质、符合自己口味的饮食。所谓细水长流，就是通过日常每餐的积累，慢慢调理身体。

✦ 药食同源茶饮

◎ 枸杞子

【用量】10 粒。

【性味归经】性平，味甘。归肝经、肾经。

【功效】滋补肝肾，益精明目。

【药理研究】增强免疫功能，延缓衰老，抗肿瘤，降血脂，保肝，促进造血功能，抗遗传损伤，降血糖，降血压。枸杞子含多种微量元素。

◎ 西红花

【用量】2 根。

【性味归经】性平，味甘。归心经、肝经。

【功效】活血化瘀，凉血解毒，解郁安神。

【药理研究】抗凝血，兴奋子宫，抗肿瘤，改善记忆性障碍，兴奋肠道平滑肌。

【注意事项】女性月经期禁用。

◎ 菊花

【用量】5 朵。

【性味归经】性微寒，味甘、苦。归肺经、肝经。

【功效】疏风清热，平肝明目。

【药理研究】抗菌，扩张冠状动脉、增加冠状动脉血流量，提高心肌耗氧量等作用。

✦ 合理运动助康复

尿失禁患者，病情稳定，可以进行适度的体育锻炼。

现代科学研究证明，适量的体育锻炼，对机体有如下好处。

· 促进血液循环，改善大脑营养状况，促进脑细胞代谢，使大脑的功能得以充分发挥，从而有益于神经系统健康，有助于保持旺盛的精力和稳定的情绪。

· 使心肌发达，收缩有力，促进血液循环，增强心脏的活力及肺的呼吸功能，改善末梢血液循环。

· 增加膈肌和腹肌的力量，促进胃肠蠕动，防止食物在消化道中滞留，有利于消化吸收。

· 可促进和改善体内脏器自身的血液循环，有利于脏器的生理功能。

· 可提高机体的免疫功能及内分泌功能，从而使人体的生命力更加旺盛。

· 增强肌肉关节的活力，使人动作灵活轻巧，反应敏捷、迅速。

尿失禁患者病情平稳的时候，也可以采用适当运动促进康复。

所谓"流水不腐，户枢不蠹"。适当运动，如慢跑跑出好身体，散步走出健康，以及游泳、打球、骑自行车等运动都是很好的选择。

◎ 运动时的注意事项

运动鞋品类很多，如何进行选择？

鞋底不要过厚，抓地力要强，系鞋带方便，使用魔术贴或者一脚蹬也可以。

睡前可以剧烈运动吗？

一般睡前 2 个小时，不要做剧烈运动。不要再进行跑步、打球、跳舞等剧烈运动，否则会让大脑处于兴奋状态，容易影响睡眠质量。剧烈运动也会增加漏尿的风险。

如何知道运动量是否得当？运动过度又怎么判断？

适量运动是指将运动量控制在人体微微气喘、出汗，但说话不受影响的程度。有条件可以关注运动时心率的监测，最大心率控制在 100 ～ 120 次 / 分钟，则可以被视为适量运动。

◎ 推荐的运动方法

⊙ 动

○ 八段锦功法

八段锦是一套独立而完整的健身功法，起源于北宋，至今共 800 多年的历史。古人把这套动作比喻为"锦"，意为五颜六色，美而华贵。

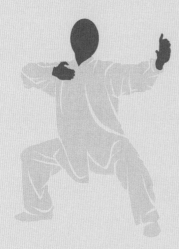

- 两手托天理三焦：锻炼三焦，即胸腔和腹腔部分。
- 左右开弓似射雕：锻炼肝脏和肺部。
- 调理脾胃臂单举：锻炼脾胃。
- 五劳七伤往后瞧：锻炼上肢后背和下肢。
- 摇头摆尾去心火：锻炼心脏。
- 两手攀足固肾腰：锻炼腰和肾。
- 攒拳怒目增气力：锻炼上肢。
- 背后七颠百病消：锻炼双脚以及全身。

○ 太极拳

　　太极拳要求采用腹式呼吸，呼吸保持深、长、细、匀，并且与动作协调，这就使呼吸肌（横膈肌和肋间肌）得到很好的锻炼。太极拳是古代的导引术结合吐纳术形成的一种内外兼修、柔和、缓慢、轻灵、刚柔相济的中国传统拳术。经过长时间的发展，产生了适用于锻炼的二十四式太极拳。

　　起势，左右野马分鬃，白鹤亮翅，左右搂膝拗步，手挥琵琶，左右倒卷肱，左揽雀尾，右揽雀尾，单鞭，云手，单鞭，高探马，右蹬脚，双峰贯耳，转身左蹬脚，左下势独立，右下势独立，左右玉女穿梭，海底捞针，闪通臂，转身搬拦捶，如封似闭，十字手，收势。

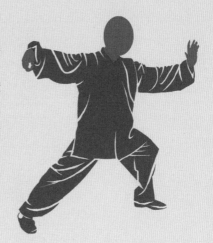

○ 五禽戏

五禽戏是中国传统导引养生的重要功法之一。通过模仿各种动物，生动有趣地达到锻炼四肢筋骨、疏通气血的功效，而且能强壮五脏六腑。五禽戏由神医华佗所编，其动作模仿了虎、鹿、熊、猿、鸟五种动物，包括虎的用力前扑、鹿的磨抵鹿角、熊的伏倒站起、猿的纵跳攀爬、鸟的展翅飞翔。套路简单易学，共有 54 个动作。

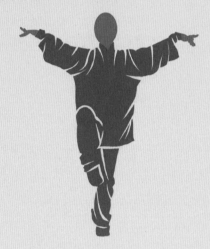

○ 瑜伽

瑜伽起源于印度。现代瑜伽广泛传播并被接纳的主要是一系列修身养心的方法。通过提升意识，帮助人类充分发挥潜能的体系。

瑜伽体式运用古老且易于掌握的技巧，改善人们生理、心理、情感和精神方面的能力，是一种达到身体、心灵与精神和谐统一的运动方式，包括调身的体位法、调息的呼吸法、调心的冥想法等。

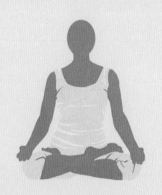

⊙ 静

○ 功法养生

六字诀：呼吸吐纳法，现存文献最早见于南北朝陶弘景所著《养性延命录》，即呬、呵、呼、嘘、吹、嘻。

唇齿舌喉用力不同，牵动不同的脏腑经络气血运行，对于尿失禁患者十分有益。

春嘘明月夏呵心，秋呬冬吹肺肾宁。

○ 精神调理

勇敢地面对疾病，患者不只你一个，医生不止我一个。

心理、社会因素对尿失禁的发生、发展和预后起着十分重要的作用。

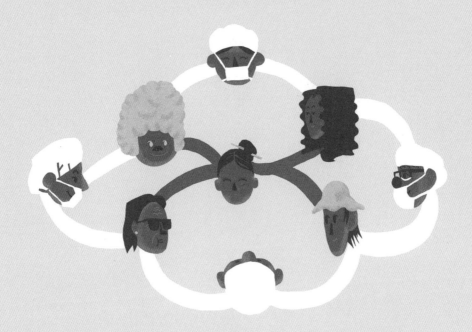

尿失禁患病初期，因患者对疾病知识缺乏了解，常感到焦虑、抑郁、尴尬、病耻感、低自尊、恐惧、担心、压力、痛苦、自责等，存在不同程度的负性情绪。尿失禁患者担心受到歧视和嘲笑，常常选择掩饰自己的病情、采取消极的就医行为。尿失禁患者易产生羞耻和自卑等不良情绪，导致社会交往活动减少，甚至出现社会隔离。

这些情绪与中医七情内伤密切相关。
七情指喜、怒、忧、思、悲、恐、惊七种情志活动。

在医生的帮助下，随着患者对疾病的认知加深，病情逐渐好转，经过自我调整心态，建立对战胜疾病的信心和对生活的希望。所以养生先养心。《黄帝内经》记载："恬淡虚无，真气从之，精神内守，病安从来。"

患者要提高自己的健康素养，即要接受疾病的发生，在医生的帮助下积极应对，也要尽量保持良好的精神状态，豁达开朗，避免不良精神刺激，如紧张、忧郁、恼怒、悲伤等。消除恐癌心理，树立战胜疾病的信心。医护人员须耐心宽慰患者，使之解除或缓解不良情绪的刺激。做到这些才能有助于疾病的康复。

—— 中 医 篇 ——

✦ 尿失禁常用中药

治疗尿失禁的常用中药主要包括补肾精、固肾气、补益肾阳、益气养血、活血化瘀、行气止痛等药物。你了解吗？

通过中药的四气五味、升降沉浮，从而调节人体的寒热变化，纠正人体阴阳偏盛偏衰，保持正气充足的健康平衡状态。

四气指药物有寒、热、温、凉四种不同的药性；五味指药物有酸、苦、甘、辛、咸五种不同的药味。

 中药需要在医生的指导下使用。

◎ 补肾精、助肾阳药

⊙ 巴戟天

巴戟天性微温，味甘、辛，归肾经、肝经。有补肾壮阳、强筋骨、祛风湿的作用。

巴戟天始载于《神农本草经》，被列为上品，历代本草医籍都有记述。巴戟天是重要的补肾壮阳中药之一。

"补肾要剂"巴戟天具有补肾壮阳、补肾健脑等作用。

现代药理研究：巴戟天的补肾壮阳作用主要是通过内分泌系统和微量元素起作用。巴戟天原药材含铁、锰、铜、锌、铬、锡、锂、钼、钴、钒、锶等11种人体必需的微量元素；含亮氨酸、异亮氨酸、甲硫氨酸、苯丙氨酸、赖氨酸、缬氨酸及胱氨酸等8种人体必需的氨基酸。研究表明，巴戟天的主要化学成分为蒽醌类、糖类和氨基酸类。巴戟天适用于阳虚患者，似有雄激素作用。

⊙ 肉桂

肉桂为温里之要药。性大热，味辛、甘，归肾经、脾经、心经、肝经。《神农本草经》记载有"小毒"。有补火助阳、引火归原、散寒止痛、活血通经之效。

肉桂为纯阳温补之品，对于肾阳不足，但虚火旺盛者与清心火中药相配伍，能免伤阴液，水火相济，达到温肾助阳、引火归原的目的。

对于气血虚亏证，中医临床上常用补气血药物加小剂量肉桂，促进阳生阴长而加强补养气血之功效，并可活血、改善消化吸收功能，温通阳气，以鼓舞气血生长，补元阳，通血脉。

现代药理研究：肉桂具有提高血浆睾丸酮水平和增强胰岛素活性，抗糖皮质激素的作用，以及促皮质激素样和促儿茶酚胺释放。有镇痛、抗炎、抗变态反应活性的功效。

⊙ 菟丝子

菟丝子性平，味辛、甘，归肝经、肾经、脾经，为旋花科一年生寄生缠绕草本植物菟丝子的干燥成熟种子。具有补阳益阴、固精缩尿、明目止泻的功效。

现代药理研究：菟丝子酮类成分对下丘脑－垂体－性腺轴的内分泌功能具有多方位的影响，并且对免疫系统有调节作用。

⊙ 益智仁

益智仁性温，味辛，归脾经、肾经。具有温脾暖肾、摄精固气之功效。

现代药理研究：益智仁在神经保护、抗氧化、抗衰老等方面有显著作用。

◎ 补益气血药

⊙ 黄芪

黄芪味甘，性微温，归脾经、肺经，为多年生草本植物蒙古黄芪或膜荚黄芪的干燥根。黄芪始载于《神农本草经》，有补气升阳、固表止汗、托毒排脓、利水消肿和生肌等功效。

现代药理研究：强壮作用，黄芪生药或浸膏有加强心脏收缩的作用，且具有类性激素作用和兴奋中枢神经系统作用。黄芪多糖具有提高机体免疫功能的作用。

⊙ 当归

当归性温，味甘、辛，归肝经、心经、脾经，为伞形科植物当归的干燥根。能补血和血、调经止痛、润燥滑肠。

现代药理研究：

○ 平滑肌抑制作用。当归油无论对正常未孕离体子宫还是对经缩宫素处理的离体子宫，都可呈剂量依赖性地缓解子宫平滑肌的痉挛作用。

○ 补血作用。当归可促进骨髓和脾细胞造血功能，显著增加血红蛋白和红细胞数。

○ 抗炎和增强免疫作用。

⊙ 白芍

白芍性微寒，味苦、酸，归肝经，为毛茛科植物芍药干燥根。有养血、益气、止痹、通络的作用。

现代药理研究：具有抗炎、镇痛的作用。近年对白芍总苷的药理学研究发现，它对自身免疫过程中的多个环节都具有调节作用。

⊙ 地黄

根据炮制方法不同，熟地黄、生地黄、鲜地黄各有妙用。地黄是玄参科植物地黄的根茎，为常用中药。治疗尿失禁时，临床应用熟地黄较多。

熟地黄性微温，味甘，归肝经、肾经。有补血、滋阴补肾之效。

现代药理研究：对激素代谢有显著调节作用。

生地黄性寒，味甘，归心经、肝经、肾经。可清热凉血、滋阴生津。

鲜地黄可凉血清火、生津止渴。

◎ 活血化瘀止痛药

⊙ 延胡索

延胡索性温，味辛、苦，归肝经、脾经。有活血散瘀、理气止痛的作用。《本草纲目》记载"延胡索专治一身上下诸痛，用之中的，妙不可言"。主要用于胸闷痹痛，胃寒、气滞疼痛，胁肋胀痛，血瘀痛经，跌打损伤疼痛，偏头痛等。

现代药理研究：有镇静、止痛作用。延胡索乙素，化学名称四氢巴马汀。长期以来，延胡索乙素主要作为非麻醉性、非解热抗炎类止痛药，用于慢性疼痛的治疗，并表现出良好的镇静、催眠作用。动物实验证明，该药具有良好的耐受性，长期给药无成瘾性。

◎ 理气药

⊙ 乌药

乌药性温，味辛，归脾经、肺经、肾经、膀胱经。具有行气止痛、温肾散寒等作用。《本草经疏》记载："乌药，辛温散，世人多以香附同用，治一切女子气病"。

《妇人良方大全》中记载乌药配伍益智仁可温肾祛寒、缩泉止遗。用于下焦虚寒，膀胱气化不利导致的遗尿、排尿不畅等症。

现代药理研究：乌药通过抗乙酰胆碱的收缩效应，可解除平滑肌痉挛，松弛膀胱逼尿肌，缓解膀胱刺激症状。乌药还有镇痛作用。

✦ 膏方应用之法

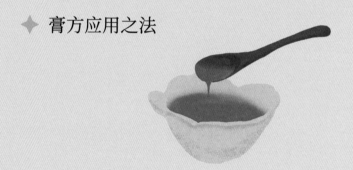

膏方属于大方多靶点治疗的方法，也是冬令进补的常用方法，尿失禁患者也可以采用膏方治疗。

◎ 什么是膏方？

中药膏方，是中医常用八种剂型（丸、散、膏、丹、汤、酒、露、锭）之一，是中医方剂的重要组成部分，在养生延衰、防病治病等方面有显著的功效。

医生辨证与辨病相结合，拟定一张综合调理的膏方。膏方大多由30 ～ 40 味中药组成，辅以阿胶、鹿角胶、龟甲胶等滋补药物熬制而成。

特点是针对性强，一人一方。膏方服用和贮藏方便，是冬令进补的首选。

◎ 膏方如何制作？

膏方是将中药饮片反复煎煮，去渣取汁，经蒸发浓缩，加糖或蜂蜜制成的膏状制剂，糖尿病患者可使用木糖醇代替糖。

◎ 膏方味苦吗？

膏方经过传统的制剂加工，辅以特殊的配料，味道甘甜，易于吸收。

◎ 膏方的组成是什么？

膏方由中药饮片、细料药、胶类、糖类和黄酒组成。糖尿病患者会使用木糖醇。

◎ 膏药是补药吗？

膏方不等同于补药，膏方除了具有滋补功效外，还具有清热、化湿、生津、养阴、理气、健脾、疏肝、活血化瘀等多种功效。

◎ 先服用"开路药"

"开路药"是通过试探性的调补，观察服药后的反应，为医生后续开膏方作准备。这些中药先膏方而行，因此被形象地称为"开路药"。"开路药"通常提前 1～2 周服用。

◎ 膏方的注意事项

· 开膏方不可擅自要求盲目"多补"，适宜的膏方是根据体质的辨证为基础，或补或泻，并兼顾健脾助运，才能让膏方发挥最大作用。

· 服用膏方期间饮食尽量清淡，不饮浓茶、咖啡，戒烟酒，忌食海鲜、生冷、油腻食品。

· 若遇感冒、腹泻、月经期则暂停服用。

◎ 膏方的存放

膏方可放于冰箱冷藏。

✦ 针灸治疗方法

历代皆有针灸治疗排尿功能障碍性疾病的文献记载，《灵枢·癫狂病》中提到："内闭不得溲，刺足少阴太阳，与骶上以长针。"现临床上应用针灸治疗压力性尿失禁的疗效已被证实。它依据经络腧穴理论辨证取穴，通过针刺治疗，可达到通经活络、益气固摄、扶正除邪的功效，能够调理腰骶部功能，提升盆底肌强度，促进神经再生，提高尿道括约肌张力，延长排尿时间，降低漏尿频率与漏尿量，恢复盆底肌功能，改善尿失禁的症状。根据施针部位与方式的不同，针灸治疗有很多种方法。

分为体针、头针、电针、芒针、子午流注针法等。

◎ 体针治疗

体针在施针时通常以邻近膀胱部位的局部取穴，以及辨证循经取穴为特点，如关元、气海、足三里、三阴交、太冲、太溪、中极、肾俞、膀胱俞等穴，体针操作简便、不良反应少、灵活性强，能有效提高盆底肌的肌力。

⊙ 气海

【定位】在下腹部，前正中线上，当脐中下 1.5 寸。

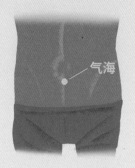

⊙ 关元

【定位】仰卧位。在下腹部，前正中线上，当脐下 3 寸。

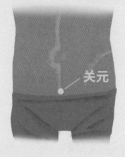

⊙足三里

【定位】在小腿前外侧，当犊鼻下 3 寸，距胫骨前缘一横指（中指）。

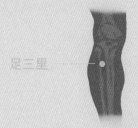

⊙三阴交

【定位】在小腿内侧，当足内踝尖上 3 寸，胫骨内侧缘后方。

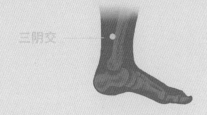

⊙太冲

【定位】在人体足背侧，当第 1 跖骨间隙的后方凹陷处。

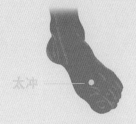

⊙太溪

【定位】在踝区，内踝尖与跟腱之间的凹陷中。

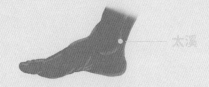

◎ 头皮针治疗

为什么在头部取穴？中医认为，头为容积导体，针刺头部腧穴可以通过容积导体作用将刺激产生的生物电效应传送到大脑皮层，从而调整内脏、神经、血管等功能。

足太阳膀胱经、足少阳胆经、足阳明胃经，三条阳经循行，从头至足，纵贯全身，并入络脑。《备急千金要方》记载："头者，身之元首，人神之所法，气之精明，三百六十五络，皆上归于头。头者诸阳之会也。"督脉为"阳脉之海"，具有调节全身阳经经气的作用。百会穴为督脉与足太阳膀胱经之会穴，所以针刺这一穴区，能调动一身之阳气，使气血调和，营运全身，并上达于脑。百会穴位于巅顶，属督脉之要穴，又为手足三阳经与督脉之会，内系于脑。

百会透前顶：百会、前顶两穴均属督脉，百会又称"诸阳之会"，为全身经气汇聚之处，百病皆主之，具有调神畅情、升阳举陷等功效，且是督脉与膀胱经的交会穴，可温补膀胱经之阳气，改善膀胱气化功能。透刺前顶可以加强两穴的联系和功效，并且其区域为大脑旁中央小叶（尿便高级中枢）头皮投影区，可以刺激大脑相应区域，加强高级神经中枢对低级神经的控制，松弛逼尿肌，改善尿道括约肌肌力，增强机体控尿能力，从而改善尿失禁情况。

⊙ 头皮的解剖结构：

· 皮肤：厚而致密，血管丰富，外伤时出血较多。因含有大量毛囊、汗腺和皮脂腺等，较易感染，针刺时，医生要注意消毒。

· 浅筋膜：由致密结缔组织和脂肪组织构成。

· 帽状腱膜与枕额肌：针刺头部穴位时，针尖刺及帽状腱膜时，针感阻力加大，若继续强行进入，患者疼痛感加剧。

· 腱膜下疏松结缔组织：针刺头部穴位时，针尖应刺及此层。

· 颅骨外膜：即骨膜层。

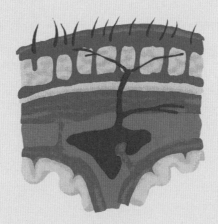

头皮的层次

⊙ 百会

【定位】头部前正中线，前发际正中线上 5 寸，可以通过两耳角直上连线中点来简易取此穴。

【穴位解剖】百会穴浅表分布着丰富的神经血管，如枕大神经额神经分支，深层当大脑皮层运动区和旁中央小叶。

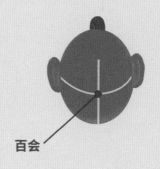

⊙ 足运感

【定位】在前后正中线的中点旁开左右各 1 厘米，向后引 3 厘米长，平行于正中线。

【穴位解剖】足运感区的功能定位正对大脑皮质旁中央小叶。旁中央小叶是人的高级排尿中枢，对整个排尿反射起统辖作用。

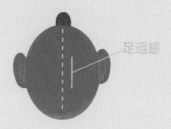

◎ 电针治疗

用针刺入腧穴得气后，在针上通以（感应）人体生物电的微量电流波，分为连续波、断续波、疏密波。以电流波刺激穴位，增强治疗效果，是治疗疾病的一种方法。电针是根据患者情况选择不同波形刺激，具有针刺激和电刺激的双重效应，特异性强，疗效显著。

得气后通常选取腹部或者肢体穴位，接通电针仪，选择断续波，2～5赫兹，20分钟后起针。

电针的脉冲刺激强于单独毫针治疗，可提高神经肌肉兴奋性和增强肌肉收缩力，提高疗效，缩短疗程。

◎ 芒针透刺治疗

芒针是一种特制的长针，因形状细长如麦芒，故称为芒针。芒针是由古代九针之一的长针发展而来。

一般选用3寸、4寸、5寸、6寸的芒针。透刺法作为特殊针刺手法中的一种，具有一针多穴、调节刺激量、增强穴位之间的联系、拓展穴位功效的优点。治疗时选择肌肉比较丰厚的部位取穴，如环跳穴、秩边穴和腹部穴位等进行透刺治疗。以次髎为主穴，中极、三阴交为配穴。中极穴用芒针15°角斜刺且针感要传导至膀胱、会阴及尿道部。芒针透刺治疗尿失禁，取穴少而精，操作简便。

◎ 子午流注针法

子午流注是中医学理论的一种学说，它基于"天人合一"的整体观念，认为人体气血是按一定的循行次序，有规律地如潮涨落，出现周期性的变化。依据子午流注理论，遵循经络气血盛衰与穴位开阖的规律，配合阴阳五行、天干、地支按时开穴的治疗方法，称为子午流注针法。中医理论强调整体观，而子午流注正是整体观的具体体现，它是根据不同时辰、不同穴位的气血流动规律选择特定穴位之法，是时间、空间以及生物节律性的完美结合，被应用于针灸领域，则形成了中医体系中一种独特的治疗方法。

按时选穴进行针刺的思想最早萌芽于子午流注学说。首见于《灵枢·九针十二原》，是现存最早的专论子午流注针法的文献，首推金代何若愚所著《子午流注针经》，何若愚是子午流注针法的倡导者。子午流注，刚柔相配，阴阳相合，气血循环，时穴开阖，周而复始，如环无端。经脉气血循环流注，是子午流注时间针法得以按时开穴的必要条件。时间是条件，取穴是关键。子午流注针法的本意：选择不同时间，针刺不同穴位，具有不同效应，以提高针刺疗效。用现代科学来研究探讨时间、人体、针灸三者之间的本质联系，寻求最佳时间针灸，它以"天人相应"的整体观，"气血循环流注"，以及"气血应时而旺"为基础理论，选取当值时辰气血旺盛经脉上的特定穴为首开穴（见表 2），再按照十二经脉中肺经、大肠经、胃经、脾经、心经、小肠经、膀胱经、肾经、心包经、三焦经、胆经、肝经的气血循行顺序，选取各经脉的特定穴进行针刺。

表 2　时辰 – 经脉 – 时穴表

时　辰	经　脉	时　穴
03:00 — 05:00 寅时	手太阴肺经	列缺
05:00 — 07:00 卯时	手阳明大肠经	合谷
07:00 — 09:00 辰时	足阳明胃经	足三里
09:00 — 11:00 巳时	足太阴脾经	公孙
11:00 — 13:00 午时	手少阴心经	神门
13:00 — 15:00 未时	手太阳小肠经	后溪
15:00 — 17:00 申时	足太阳膀胱经	申脉
17:00 — 19:00 酉时	足少阴肾经	照海
19:00 — 21:00 戌时	手厥阴心包经	内关
21:00 — 23:00 亥时	手少阳三焦经	外关
23:00 — 01:00 子时	足少阳胆经	足临泣
01:00 — 03:00 丑时	足厥阴肝经	太冲

尿失禁归属于中医"遗溺""小便不禁"范畴，主要病机为肾气不足，三焦气化不利，膀胱约束无能、开阖失常而致小便不禁。本病病位虽在膀胱，但与肾、三焦等关系密切。而膀胱与肾气、三焦的互相关联性正体现了中医整体性和多系统的特点，因此选用子午流注针法治疗可以选用膀胱经气血旺盛的下午申时（15:00 — 17:00）开穴，再依次按照肾经、心包经、

三焦经、胆经、肝经、肺经、大肠经、胃经、脾经、心经、小肠经这样的
经脉循环配穴，可以很好地治疗本经疾病，也可兼顾其与脏腑之间的失调。

◎ **典型医案**

患者：沈某，女，73 岁。

初诊时间：2023 年 3 月 23 日。

主诉：咳嗽时小便不由自主地漏出 3 个月余。

病史摘要：患者精神一般，面色晦暗少华，咳嗽、走路时小便漏出，
一天要换 2～3 个尿垫，劳累时加重，症见腰膝酸软，乏力，耳鸣，脱发，
胃纳一般，夜寐易醒，梦多，大便通畅，既往有慢性肺炎病史，易咳嗽，
舌质红，舌体有裂纹，苔白腻，脉沉细。

西医诊断：压力性尿失禁，慢性咳嗽。

中医诊断：劳淋（肾气亏虚）。

治法：补肾益气。

针刺选穴：申时开穴，针右侧，留针 30 分钟。

尺泽，飞扬，太溪，照海，内关，外关，足临泣，阳陵泉，太冲，列
缺，合谷，曲池，足三里，丰隆，三阴交，神门，腕骨。

按：患者以肾气亏虚为主症，肾精不足，舌体有纵向裂纹。

腰为肾之府，肾虚则腰膝酸软，乏力；肾开窍于耳，肾精不足可见耳
鸣；其华在发，肾气亏虚表现为脱发。

治疗尿失禁，选取申时膀胱经气血旺盛的时间开穴，因为申时与寅
时相对应，尺泽是肺经的合穴，又因肺为水之上源，飞扬是膀胱经的络
穴，背俞穴可以联络五脏六腑，太溪是肾经的原穴，尺泽开穴，后连接到
飞扬、溪，原络相配，可以直达病所。后面按照十二经脉循行路线，接照
海、内关、外关、足临泣、阳陵泉，5 个八脉交会穴连在一起，可以调节
三焦。三焦为气血运行的通道，又结合"肾间动气"的理论，可补肾气。
其中照海通阴跷脉，内关通阴维脉，外关通阳维脉，后两者都是络穴，后
接足少阳胆经足临泣和阳陵泉，足临泣通带脉，阳陵泉是合穴，又是筋
会，后接肝经原穴，共奏疏肝利胆、通调三焦之效；后接列缺通任脉，既
是络穴，又是八脉交会穴，可通调水道，调阴阳，再接阳明经穴位合谷、
曲池、足三里、丰隆，可以补气、化痰、化瘀。三阴交是足三阴经的交会

穴，可补阴，与足三里相配，可以调治诸病，扶正祛邪。神门是手少阴心经原穴，具有镇静安神之效，腕骨是手太阳小肠经的原穴，清理湿热，通调水道。首开尺泽，结尾腕骨，丙辛相合。诸穴合用，灵活变通，辨证论治，兼顾整体。

时上有穴，穴上有时，以穴定时，以时定穴，子午流注针法选择最佳时间针刺，选择最佳穴位开穴，将穴位的主治与经脉循行的时间因素有效结合，可以补益肾气，扶正祛邪，增强疗效。

◎ **哪些尿失禁患者不适合使用针灸治疗？**

- 皮肤感染。
- 伴患者有严重的心、肝、肾等全身器质性病变、内分泌疾病及代谢性疾病等。
- 伴有某些精神类疾病、表达障碍、感觉障碍及行动不便者。
- 有某些泌尿系感染疾病或者泌尿系统器质性病变者。
- 盆腔脏器脱垂≥2度者。
- 妊娠期或者哺乳期患者。
- 患有传染病、肿瘤，以及凝血功能障碍者。

◆ 中医药治疗伴随症状

很多尿失禁患者，除了漏尿还伴随咳嗽、失眠、便秘、腹泻、口腔溃疡、色素斑，卵巢早衰、腰酸痛、口干、月经不调、痛经、乏力等症状。改善这些伴随症状也十分重要，此类症状与中医七情内伤的致病因素有密切的关系。

内伤致病因素又叫七情内伤，可影响五脏六腑的气机，也可导致尿失禁症状加重。七情指喜、怒、忧、思、悲、恐、惊七种情志活动。

对这些伴随症状的治疗，中医药治疗具有独特的优势。或者尿失禁发病前，患者就有这些症状，但去医院检查的时候，又没有明确的疾病诊断，属于亚健康状态，这已经是疾病要发生的征兆，这时可采取合适的中医调理方法，防患于未然。

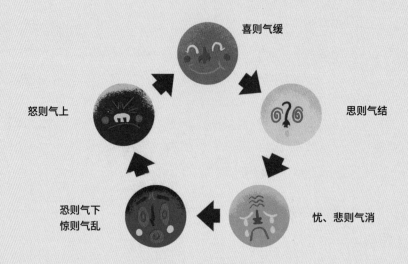

喜则气缓

思则气结

忧、悲则气消

恐则气下
惊则气乱

怒则气上

◎ 尿失禁的伴随症状——咳嗽

咳嗽时尿失禁频繁发生，便秘患者盆底组织压力过大，咳嗽频发导致腹压增加，都会加重尿失禁症状。积极治疗慢性咳嗽、便秘导致慢性腹压增高的伴随症状，对改善尿失禁患者的漏尿症状非常有帮助。

 冬春季节高发的呼吸道疾病、夏天的暑湿、秋天的燥邪都会诱发咳嗽。所以季节变化时，要避免感受外邪，积极防治呼吸系统疾病。

外感六淫致病，会导致尿失禁的症状加重。中医学里的外感病邪是什么？外感致病因素指风、寒、暑、湿、燥、火六种外感病邪，又称六淫。六淫致病的特点具有季节性、相间性、转化性。六淫的含义：一日久雨为淫，淫指过度、不正常。自然界中六气，即风、寒、热（暑）、湿、燥、火六种气候变化，太过和不及都不行，必须保持平衡状态。

☉ 外感咳嗽

当感受风热之邪时，风热犯肺，出现肺热咳嗽的时候，咳嗽会导致腹压增加，漏尿会加重。

肺热咳嗽的症状表现：咳嗽咽干、喉咙肿痛、咽干痰少、嗓音嘶哑、哮喘等。

饮食建议：百合、橘红、陈皮清热润肺。

推荐清热润肺山药膏：选用名老中医传承方剂，以中医"肺与大肠相表里""培土生金"理论为组方原则。

将具有清咽喉、健脾胃、宣肺化痰、养心安神功效的中药饮片煎煮，去渣取汁，经 蒸发浓缩，加山药和木糖醇制成的膏状制剂，糖尿病患者亦可服用。

清热润肺山药膏，是抵御肺热咳嗽的好帮手。

⊙ 内伤咳嗽

在中医的辨证论治里，不仅有外感咳嗽，还有内伤咳嗽。咳嗽不仅累及肺，实际上还累及心、肝、脾、肾多个脏腑。《素问·咳论》篇云："五脏六腑皆令人咳，非独肺也"。其意为五脏六腑的病变均能引发咳嗽，而非只有肺脏。肝郁、脾虚、肾虚、心火亢盛的人群应该如何治疗咳嗽呢？

○ 肝气犯肺咳嗽

平时肺气收敛肝气上升，肝气犯肺致肺失宣肃引起咳嗽；伴随症状：头晕目眩，急躁易怒，胸胁胀痛，胃胀痛，反酸。

饮食建议：平时可以选用菊花、枸杞子泡水喝。

○ 脾虚咳嗽

脾虚痰湿内盛会影响肺气的宣发肃降，导致咳嗽；伴随症状：腹胀，大便次数增多，食欲不振，面色萎黄，神疲乏力。

饮食建议：平时可以吃山药、莲子肉、薏苡仁以健脾补肺。

○ 肾虚咳嗽

肾阴虚所导致的咳嗽，伴有耳鸣、五心烦热、口干咽燥等症状。

饮食建议：平时可服用麦冬、枸杞子以滋阴润燥。

○ 心火亢盛咳嗽

咳嗽伴随症状：失眠，心烦，心悸，口舌生疮，小便黄，大便干等。失眠导致正气不足，免疫力下降，易患呼吸系统疾病。

饮食建议：平时可以吃莲子心清心火。

治疗慢性咳嗽以及引起慢性腹压增高的疾病，也属于尿失禁的治疗方法之一。

◎尿失禁的伴随症状——失眠

　　心火亢盛导致失眠，是尿失禁的伴随症状，有办法解决吗？

　　尿失禁患者缺乏对疾病知识的了解，常常伴有焦虑、抑郁、病耻感、低自尊、恐惧、担心、压力、痛苦、自责，存在不同程度的负性情绪。这些情绪属中医肝气郁结表现，肝郁气滞日久，肝郁化热，肝阳偏亢，肝肾阴虚，火盛神动，心肾不交而神志不宁，导致患者出现睡眠障碍问题。

　　尿失禁患者大多肾阴耗伤，不能上奉于心，水火不济，心火独亢；肾主水，心主火，病理状态下，肾水亏虚，心火亢盛，肾水不能上济心火，心肾不交是慢性失眠的主要病机。中医学认为无论什么原因引起的失眠，均与阴阳失调关系密切。故有"阳入于阴则寐""子时大睡，午时小憩""吃人参不如睡五更"之说。

⊙为什么会失眠？

　　睡眠质量好的表现如下。

- 入睡顺利：10～15分钟入睡。
- 睡眠过程良好：不觉醒，不起夜。
- 觉醒起始良好：白天没有疲乏感。

　　良好的睡眠对大脑健康至关重要，可以改善清醒时的注意力和情绪，而且对于尿失禁患者早日康复也至关重要。

　　睡眠质量差的表现如下。根据中国睡眠研究会研究表明，失眠症见睡眠的深度欠佳及时间欠缺，症状较轻者主要有入睡较难，或半睡半醒，或醒后难以再睡；症状严重者则辗转反侧，整夜不得安睡。

　　现代医学认为，失眠患者睡眠常处于片段化及浅睡状态，缺乏连续及完整的优质夜眠，睡眠质量不高，久而久之，除了生活质量严重受影响外，还会出现轻重不一的焦虑或抑郁等症状，进而引起各类机体及心理疾病。

　　血瘀导致睡眠质量差。睡眠障碍的原因80%在于血流，如很多呼吸道感染的患者，病毒感染破坏凝血机制，会导致血栓和凝血功能异常，血液高凝状态，引起微血栓的形成。微血栓的形成，也就是中医理论所谓的血瘀状态，会增加血栓和血栓栓塞的风险。

⊙ 如何理解血瘀？

人体有动脉、静脉、毛细血管。毛细血管是极细微的血管，连接动脉、静脉，使其互相连接成网状。毛细血管数量很多，遍布全身。

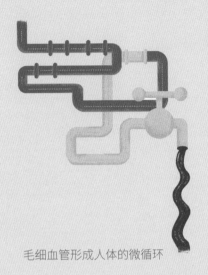

毛细血管形成人体的微循环

毛细血管微循环发生障碍时会出现失眠、瘀斑、手足麻木、身体上有蚁走感、全身不适等症状。中医认为，血瘀会导致失眠。患者常常伴有入睡困难、易惊醒、夜尿频、晨起有疲乏感等症状。

○ 中医的血瘀

自来水可从水厂到千家万户，但若水龙头打开，却没有水，这就类似于人体的毛细血管网堵塞了，脑供血不足会引发失眠。毛细血管网堵塞引起供血不足，手足麻木、身体上有蚁走感、全身不适疲乏感，都是身体向人体大脑发出的信号。

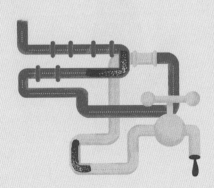

○ 血瘀的表现

中医舌象：舌淡紫或者舌边有瘀斑。

需要用活血化瘀的方法，疏通气血。通过中医针灸、中药治疗后可以观察到，舌淡紫或者舌边有瘀斑的症状得到改善，舌象变成正常的淡红舌、薄白苔，恢复到健康状态。

 失眠患者服用镇静药，需要在医生指导下进行。

大多数失眠患者，会借助药物来镇静安眠。虽然短期疗效较好，但不良反应大，且长期服用容易有依赖性，出现口干、耐受、上瘾、宿醉等不良反应。寻求有效的失眠治疗方案，也是临床需要亟待解决的"痛点"问题。

⊙ 中医药治疗失眠

中医针灸可以改善睡眠质量。失眠是针灸治疗的优势病种，针灸调节睡眠通过四诊合参、辨证论治配合治疗，通过针灸刺激腧穴，滋补肝肾，清心除烦，调节人体气血阴阳的盛衰变化，增强经络系统沟通内外的协调作用，恢复睡眠与觉醒交替的正常节律。

○ 神门穴：手少阴心经穴位。

【定位】腕横纹尺侧端，尺侧腕屈肌腱桡侧缘凹陷中。

【主治】失眠、健忘、惊悸、痴呆、癫狂、痫证、舌强不语。

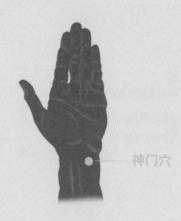

神门穴

○ 中药外治法改善睡眠质量——芳香安眠中药枕芯

中草药、针灸治疗失眠安全有效，但是有的患者怕苦，不愿意吃中药；有的患者怕痛，不接受针灸治疗。怎么办？

同仁医院中医科专家团队集思广益，为吃中药怕苦、针灸怕痛的患者采用中药外治法，即用芳香开窍安神中药枕芯治疗失眠，改善睡眠质量。

《黄帝内经》载："火热为夏，内应于心，心主血、藏神"，夏季养生的要点在于养心。若心失所养，则表现为烦躁、失眠。

良好的睡眠对大脑健康至关重要，它可以改善清醒时的注意力和情绪。中医有"鼻窍通脑"之说，《肘后备急方》记载了香料薰衣法等多种外治法。

现代医学研究表明，芳香疗法治疗失眠的机制可能与嗅觉通路有关，脑干网状结构可以十分迅速地对嗅觉刺激做出反应，调节人体中枢神经系统。

芳香吸嗅疗法能促进患者睡眠质量的改善，吸入安神中药香味，不仅能调理失眠，而且对于调节失眠患者的不良情绪，也有积极作用。

◎ 尿失禁的伴随症状——便秘

⊙ 便秘对尿失禁患者的影响

- 便秘导致肛门和直肠的肌肉组织变得紧张，以及肛门和膀胱之间的神经和肌肉组织产生紊乱，增加尿失禁的发生率。
- 便秘可能会增加压力性尿失禁的风险，因为长时间便秘会增加膀胱内压力，增加膀胱收缩的力度和频率，从而增加出现压力性尿失禁的可能性。
- 长期便秘使得大量毒素蓄积，经过肠道吸收重新进入血液，对各脏器造成损害。

⊙ 西药治疗方法

泻药类：硫酸镁等盐类泻剂，通过提高渗透压，增加肠内水分含量，促进小肠和大肠运动，达到排便的目的。消化道出血及溃疡患者应慎用，以避免镁离子中毒。

石蜡油、甘油等润滑性泻药，通过软化大便、润滑肠道，利于大便排出。缺点是可引起脂溶性维生素和钙、磷吸收障碍。

果糖、甘露醇等渗透性泻药，通过改变肠道渗透状态，造成肠腔内高渗状态，增加肠内水分含量，刺激肠道，引起腹泻。如应用不当可引起严重腹泻，导致患者体液丢失，水、电解质紊乱。

⊙ 中医治疗

中药治疗便秘常用大黄，大黄是中医治疗便秘最具代表性的一味药物，大黄含有丰富的结合性大黄酸类物质，能对大肠壁形成强烈刺激，使肠管收缩功能显著提高，大肠内容物更加容易排出体外。大黄用量过多易伤津液，导致肠道津液不足。大黄需要在医生指导下短期使用，中病即止。

◎ 尿失禁的伴随症状——腹泻

常用药有山药、薏苡仁、莲子、芡实、砂仁，上述皆为药食同源中药（《药食同源目录大全》2020 最新版）。基础用药量可以选择 6 ~ 10 克，根据病情不同，在医生指导下使用。

⊙ 山药

性平，味甘，归脾经、肺经、肾经。有补脾养胃、生津益肺、补肾涩精之功。山药中的多种功能性成分不仅能够提高机体非特异性免疫功能，对特异性免疫功能也可以起到增强作用。山药能够促进免疫抑制小鼠脾脏指数恢复，提高吞噬细胞功能，从而改善胃肠功能。

⊙ 薏苡仁

性淡、凉，味甘，归胃经、脾经、肺经。具有清热消痈、健脾利水渗湿、止泻排脓等功效。主要用于水肿、小便不利、脾虚泄泻等病症的治疗。薏苡仁含钙、磷、镁、锌、锰等人体必需的微量元素，可促进细胞修复。薏苡仁中所含有的有效活性物质可增强自然杀伤细胞的活性，提高机体免疫功能。

⊙ 莲子

性平，味甘、涩，归肾经、心经、脾经。具有养心安神、补脾益肾、止带、止泻和涩精等功效。莲子富含多酚类化合物，多糖、生物碱等成分，茶多酚的抑菌作用也得到了广泛认可，莲子多酚在葡萄球菌、沙门菌、李斯特菌、大肠杆菌和枯草芽孢杆菌 5 种细菌繁殖上都具有抑制作用，可达到止泻的作用。

⊙ 芡实

性平，味甘、涩，归脾经、肾经。具有益肾固精、补脾止泻、祛湿止带的功效。芡实主要含淀粉、蛋白质、脂肪及多种维生素，富含矿物质，特别是铁和磷，可有效改善慢性肠炎的症状。

⊙ 砂仁

性温，味辛，归脾经、胃经、肾经。具有化湿行气、温中止泻、安胎之效。现代药理研究发现，砂仁挥发油对胃黏膜具有保护作用。砂仁的石油醚和甲醇提取物对革兰氏阳性菌和革兰氏阴性菌具有一定的抑制作用。挥发油兔离体对空肠自发活动有明显的抑制作用。关于砂仁的药理活性的研究集中在其对胃肠道动力的影响上，挥发油可有效调节胃肠功能的平衡。

◎ 尿失禁的伴随症状——口腔溃疡

单味决明子漱口治疗。

⊙ 决明子

性微寒，味甘、苦、咸，归肝经、大肠经。具有润肠通便、清肝明目的作用。

用法：决明子 10 克，煎水含在口中，漱口，然后吐掉。可以促进溃疡面愈合，疼痛症状会有不同程度的减轻。

决明子现已成为国家食品药品管理局公布的药食同源的重要品种，广泛应用于各种药品、食品、保健食品领域。近年来，现代药理学研究表明，决明子中主要抗菌成分为蒽醌类，具有抑菌作用。

决明子的抗菌作用：决明子对细菌、真菌都有显著的抗菌作用，对葡萄球菌、绿脓杆菌、白喉杆菌、大肠杆菌等均有抑制作用。蒽醌类化合物的抗菌机制包括抑制细菌的呼吸代谢，破坏细菌细胞膜、细胞壁，抑制蛋白质合成及作用于遗传物质，干预细菌（真菌）生物膜的形成。

—— 西 医 篇 ——

✦ 诊断评估

对于计划进行尿失禁手术的患者，首先需要医生的诊断与评估，选择治疗方案。

压力性尿失禁的诊断与评估主要依据主观症状和客观检查，并需要排除其他疾病。

压力性尿失禁患者常伴有盆腔器官脱垂及大便失禁，这些疾病是否存在？医生需要在体格检查时进行评估，并详细记录，因为它们可能改变手术决策。评估时应同时考虑尿失禁对患者生活质量的影响和患者本身的期望。可通过以下试验和检查进行评估。

- 问卷／量表
- 压力诱发试验
- 棉签试验
- 尿垫试验
- 尿动力学检查

压力性尿失禁的诊断步骤主要包括确定诊断和程度诊断。

✦ 病史描述

◎ 一般情况

医生会判断患者的认知能力、生活习惯、活动能力等。

◎ 尿失禁症状出现的时间

请医生判断病情的轻重程度。

◎ 尿失禁症状出现的情况

打喷嚏、咳嗽、大笑或运动等各种腹压增强状态下，尿液是否漏出；

停止腹部加压动作后漏尿是否随即终止。

◎ **泌尿系统的其他症状**

告诉医生有无血尿、排尿困难、尿路刺激征及夜尿，以及下腹或腰部不适等症状。

◎ **伴随的全身症状**

有无长期失眠，饮食减少，消瘦、乏力，记忆力减退等症状。

◎ **其他病史**

询问产科和妇科病史、盆底伴随症状（如盆腔疼痛、腹胀、性交困难）、既往盆腔手术史、消化系统伴随症状（如便秘、腹泻等）和当前药物服用等信息。

✦ 体格检查

◎ **一般状态**

生命体征（心率、血压、呼吸、体温）、身体活动能力及协调能力等。

◎ **全身体检**

神经系统检查包括下肢肌力、会阴部感觉、肛门括约肌张力及病理特征等；腹部检查有无肿块、疝及膀胱膨出。

✦ 专科检查

有无盆腔脏器脱垂及严重程度；外阴部有无长期感染所引起的异味、皮疹；棉签试验了解尿道过度移动的程度；双合诊了解子宫水平、大小和盆底肌收缩力等；直肠指检检查括约肌肌力，并观察有无直肠膨出；压力诱发试验了解增加腹压时尿道口有无溢尿。

◆ 棉签试验

棉签试验用于测定尿道的轴向及活动度。

患者取膀胱截石位，将一个消毒细棉签插入尿道，使棉签前端处于膀胱与尿道交界处，分别测量患者在瓦尔萨尔瓦（Valsalva）动作前后棉签与水平线之间夹角的变化。

- 如该角度＜15°，说明有良好的解剖学支持。
- 如角度＞30°或上行2～3厘米，说明膀胱颈后尿道过度下移，解剖支持薄弱。
- 如角度为15°～30°，不能确定解剖学的支持程度。
- 对角度＜30°而有压力性尿失禁者应进行进一步检查。

棉签试验结果可反映膀胱尿道交接点活动度，与生殖道脱垂及膀胱充盈情况有关。如棉签角度变化不大，但仍存在尿失禁，表明膀胱颈和尿道具有良好的支撑结构，要考虑尿道内括约肌功能缺陷，不应选择悬吊膀胱颈的方法治疗该类膀胱颈低活动度型压力性尿失禁患者。

◆ 压力试验

压力试验包括排空后压力试验和充盈膀胱的压力试验。

排空后压力试验阳性检测方法：建议患者首次就诊时进行简单易行的排空后压力试验，患者自然排尿后取仰卧位，在膀胱空虚的情况下连续用力咳嗽数次或做Valsava动作，如尿道口出现漏尿现象，则该试验阳性。排空后压力试验阳性多由尿道内括约肌功能障碍引起。

充盈膀胱的压力试验：该试验是通过导尿管向患者膀胱灌注300毫升生理盐水或在患者主观感觉膀胱充盈的情况下进行检查。常取膀胱截石位，嘱患者连续用力咳嗽数次，观察尿道口有无漏尿现象，若有漏尿则压力试验阳性。如果仰卧时没有漏尿，患者要两脚分开与肩同宽站立，反复咳嗽几次，观察有无漏尿。

以上两种压力试验是压力性尿失禁的初筛试验，虽然简单易行，但不能鉴别压力性尿失禁与急迫性尿失禁。压力试验阳性时，必须鉴别漏尿是由腹压升高引起的（压力性尿失禁），还是咳嗽诱导的逼尿肌收缩（运动性急迫性尿失禁）引起的。后者漏尿往往延迟，在咳嗽几秒后发生，停止咳嗽后漏尿也不停止。临床上有一些压力性尿失禁患者咳嗽时无漏尿，原因可能是尿道括约肌张力异常增高。故压力试验阴性不能排除压力性尿失禁。

◆ 指压试验

压力试验阳性时，应行指压试验，亦称膀胱颈抬高试验。以中指及示指伸入阴道，分开两指置于后尿道两侧，注意勿将两指压在尿道上。将膀胱颈向前上推顶，尿道旁组织同时被托起，尿道随之上升，从而恢复了尿道与膀胱的正常角度。

试验前，患者用力咳嗽可见尿道口溢尿；试验时，嘱其连续用力咳嗽，观察尿道口是否溢尿。如试验前咳嗽时溢尿，试验时咳嗽不再溢尿，则指压试验阳性，提示压力性尿失禁的可能性大。该检查主要了解患者压力性尿失禁的发生是否与膀胱颈后尿道过度下移有关，对尿道固有括约肌缺失型压力性尿失禁无诊断意义。有时因检查者手法错误，直接压迫尿道而导致假阳性。

◆ 排尿日记

 患者记录排尿日记，可以让医生更好地评估其尿失禁的程度，调整治疗方案。

排尿日记（附录表 1，详见 78 页）是评估尿失禁状况的重要手段。患者可以保存数天的排尿记录，一般为 3 天。

医护人员指导患者将每次排尿时间记录在图表上并测量尿量，同时记录尿失禁的时间及与漏尿相关的特殊活动，还可以记录液体摄入量。排尿日记可提供尿动力学检查不能提供的有关膀胱功能的重要信息：24 小时尿量、每天排尿的总次数、夜尿次数，平均排尿量及膀胱容量（日常生活中最大排尿量）。这些信息能够帮助医生客观评价患者是否尿频及其与尿量过多（或少）的关系，同时可计算夜间产生尿量与日间尿量之比。夜间尿量是将入睡后的尿量及早晨清醒后的第一次尿量相加。

有时老年女性尿量显著偏移，尿量的一半以上是在睡眠时间产生的。排尿日记证实后可指导下一步治疗。排尿日记用于诊断尿失禁的意义有限，主要用于鉴别压力性尿失禁或急迫性尿失禁。大量研究表明，急迫性尿失禁组的 24 小时尿量、平均排尿量和膀胱容量均显著小于压力性尿失禁组，而排尿频率则显著高于后者。有研究认为，夜尿频率作为单一指标鉴别压力性尿失禁和急迫性尿失禁比较可靠。

排尿日记记录中的注意事项如下：夜尿量不包括睡前的最后一次排尿，但包括早晨的第一次排尿。尿急、尿频或夜尿，甚至尿失禁等症状就诊时难以详尽描述，会影响医生处方的准确性。

正确记录排尿日记可以解决上述问题，为保证填写的准确性，应向患者解释以下几个名词的含义。

- 尿急：是一种强烈的想排尿的感觉（类似于憋尿但又找不到厕所时的感觉）。
- 夜尿：指入睡以后，被排尿感催醒后的排尿。发生一次，记录一次。
- 尿频：排尿次数过于频繁。
- 漏尿：即尿失禁，是指尿液不受控制、漏出体外。

✦ 问卷简表

国际尿失禁咨询委员会尿失禁问卷表（ICI-Q-LF）表分为 4 个部分，记录尿失禁及其严重程度，对日常生活、性生活和情绪的影响，为 ICI-Q-LF 简化版本。患者回答国际尿失禁咨询委员会尿失禁问卷表简表（ICI-Q-SF），有助于医生判断病情。（附录表 2，详见 79 页）

✦ 辅助检查

◎ 实验室检查

血常规、尿常规、尿培养和肝功能、肾功能等实验室检查，以排除感染等引起的排尿异常。

◎ 尿动力学检查

适用范围如下。

- 非单纯性压力性尿失禁，当压力性尿失禁患者合并尿急、尿频、排尿不畅或残余尿增多等排尿或储尿功能异常时，通过测定其膀胱容量、顺应性、稳定性、逼尿肌收缩力等尿动力学指标可以进一步明确病因。
- 压力性尿失禁的程度诊断，腹压漏尿点压及最大尿道闭合压可明确压力性尿失禁症状的程度，对手术方式的选择有一定的参考价值。
- 对压力性尿失禁患者拟行有创（如抗尿失禁手术）治疗前，尿动力学检查是否可以对手术疗效进行术前评估，目前尚存在争论。

◎ 膀胱镜检查

怀疑有膀胱颈梗阻、膀胱肿瘤和膀胱阴道瘘等疾病时，需要做此项检查。

膀胱镜检查用于既往有抗尿失禁手术或盆底重建史、有新出现的下尿路症状、血尿，或反复性尿路感染、怀疑有网片或缝合线穿孔暴露的患者。

◎ 膀胱尿道造影

适用于既往有吊带手术史，怀疑有膀胱输尿管反流，或需要进行压力性尿失禁分型的患者。

◎ 超声检查

泌尿系统超声可了解有无上尿路积水，检查膀胱容量及残余尿量。盆底超声可进一步了解盆底结构功能等。

◎ 静脉尿路造影、CT 增强及三维重建

这些检查可了解有无上尿路积水及重复肾、输尿管，以及重复或异位输尿管开口的位置。

◎ 染料试验

非那吡啶（200 毫克，每天 3 次）可以将尿液染成橘黄色，如果尿垫被染成橘黄色则说明瘘出物为尿液。

如果怀疑膀胱阴道瘘，可以将亚甲蓝或靛胭脂注入膀胱，置纱布于阴道内，纱布部分蓝染表明存在阴道瘘。

当怀疑漏出物并非真正尿液（例如阴道分泌液、手术后的腹腔或盆腔血清液）或尿道的漏尿无法证实并怀疑存在尿道外尿瘘时，可以用染料试验协助检查。

✦ 程度诊断

◎ 主观分度

目前多采用 Ingelman-Sundberg 分度法。

轻度：尿失禁发生在咳嗽和打喷嚏时，不需要使用尿垫。

中度：尿失禁发生在跑跳、快走等日常活动时，需要使用尿垫。

重度：轻微活动、体位改变时发生尿失禁。

◎ 客观分度

- 国际尿失禁咨询委员会尿失禁问卷表简表（ICI-Q-SF）。

- 尿垫试验：推荐 1 小时尿垫试验，步骤如下：试验前患者正常饮水，试验前 1 小时及试验中不再排尿。预先放置称重过的尿垫（如卫生巾）。试验开始 15 分钟内喝 500 毫升白开水，卧床休息。之后的 30 分钟，行走，上下 1 层楼台阶。最后 15 分钟，坐立 10 次，用力咳嗽 10 次，跑步 1 分钟，拾起地面 5 个物体，再用自来水洗手 1 分钟。我国常用的 1 小时尿垫诊断标准如下。

轻度：0 < 1 小时漏尿量 < 2 克。

中度：2 克 ≤ 1 小时漏尿量 < 10 克。

重度：10 克 ≤ 1 小时漏尿量 < 50 克。

极重度：1 小时漏尿量 ≥ 50 克。

✦ 康复治疗

◎ 非手术治疗

非手术治疗是广泛采用的压力性尿失禁治疗策略，旨在改善尿失禁症状，提高患者的生活质量，包括保守治疗和药物治疗。

⊙ 保守治疗

○ 生活方式干预

生活方式干预治疗可以改善尿失禁，主要包括减轻体重、戒烟、适量运动和液体摄入管理等。在许多流行病学研究中，超重或肥胖已被确定为压力性尿失禁的危险因素之一。有证据表明，压力性尿失禁的患病率均随着体重指数（BMI）的增加而成比例增加。超重或肥胖患者行尿失禁手术的比例高于一般人群。

肥胖是女性压力性尿失禁的明确危险因素，减轻体重可改善尿失禁的症状。避免过多的咖啡因摄入、避免参加增加腹压的体育运动、保持适当的饮水量和戒烟，也可减轻压力性尿失禁的症状。

○ 膀胱训练

目的是学习如何控制排空膀胱的冲动，通过改变排尿习惯调节膀胱功能，指导患者记录每日的饮水和排尿情况，填写膀胱功能训练表，有意识延长排尿间隔，使患者学会通过抑制尿急而延迟排尿。膀胱训练的关键部分是制订排尿计划，指导患者醒来后排空膀胱，白天渐进（通常每周1次）延长排尿间隔，直到白天每3～4小时、晚上每4～8小时1次为宜。此外，行为训练也能帮助患者控制尿急，其主要技巧在于控制盆底肌肉，改善自主控尿能力。

当患者在排尿间隔期间感到尿急，可指导其分散注意力或放松，避免在严重尿急时快速跑向洗手间。有效的分散注意力的方法包括思维锻炼（如数学题）、深呼吸、无声地"唱"一首歌，直到排尿时间到来。另一方法是按顺序（"固定和收缩"）快速收缩盆底肌肉数次，这样通常能减轻尿急感。其他简单的行为治疗，如自助手册也可平均减少约43%的漏尿。

○ 盆底肌训练

通过自主的、反复的盆底肌肉群的收缩和舒张来改善盆底功能，提高尿道稳定性，达到预防和治疗尿失禁的目的。

大多数情况下，盆底肌训练对于各种程度的女性压力性尿失禁都有效，并可通过生物反馈（使用视觉、触觉或听觉刺激）、电刺激治疗增强疗效。

盆底肌训练对女性压力性尿失禁有良好的预防和治疗作用。此法简便易行、有效，适用于各种类型的压力性尿失禁，停止训练后疗效持续时间长。

2011 年国际妇科泌尿协会提出的训练方法，要求患者持续收缩盆底肌（提肛运动）8 ～ 12 次，每次都尽力达到自身最长的收缩时间，每天训练 3 组，持续 3 ～ 6 周后患者即能发现膀胱的控制能力得到了提高。理论上，若患者配合好，训练能够持之以恒，则治疗效果越好。

○ 生物反馈治疗

生物反馈是借助置于阴道或直肠内的电子生物反馈治疗仪，监视盆底肌肉的肌电活动，并将这些信息转换为视觉和听觉信号反馈给患者，指导患者进行正确的、自主的盆底肌肉训练，并形成条件反射。与单纯盆底肌训练相比，生物反馈更为直观和易于掌握，短期内疗效可优于单纯盆底肌训练，但远期疗效尚不明确。

○ 电刺激治疗

电刺激治疗是利用置于阴道、直肠内，或可置入袖状线性电极和皮肤表面电极，有规律地对盆底肌肉群或神经进行刺激，增强提肛肌及其他盆底肌肉及尿道周围横纹肌的功能，以增加控尿能力。与生物反馈和（或）盆底肌训练结合可能获得较好的疗效。

电刺激治疗的禁忌证：会阴完全失神经支配者；心脏起搏器置入、妊娠、重度盆腔器官脱垂、下尿路感染、萎缩性阴道炎、阴道感染和出血者。

○ 磁刺激治疗

磁刺激治疗是一种完全非侵入式的治疗方式，可有效改善患者的症状。

利用外部磁场进行刺激，改变盆底肌群的活动，通过反复的活化终端运动神经纤维和运动终板来强化盆底肌肉的强度和耐力，从而达到治疗压力性尿失禁的目的。

⊙ 药物治疗

○ 度洛西汀

度洛西汀是一种选择性的 5- 羟色胺和去甲肾上腺素再摄取抑制剂，可用于治疗女性压力性尿失禁。

不良反应：包括心理健康问题和自杀倾向，其潜在危害可能大于益处。

○ 雌激素

雌三醇参与胶原的生成，可减少逼尿肌收缩的频率和幅度、提高膀胱的感觉阈；而且它对子宫内膜没有增殖作用。经证实，阴道内局部使用雌三醇对更年期后的泌尿系统萎缩、下尿路感染和压力性尿失禁的治疗是有效的。

不良反应：长期应用雌激素会增加患子宫内膜癌、卵巢癌、乳腺癌和心血管病的风险。

◎ 手术治疗

 病情严重的患者，为了提高生活质量，可以选择手术治疗。

当非手术治疗压力性尿失禁效果不满意时，应考虑手术治疗。

常见的手术类型主要是经阴道入路术式，包括尿道中段吊带术、膀胱颈吊带术、尿道填充剂注射术等。

对于希望得到更快速和明确的治疗、愿意接受手术风险的女性来说，尿道中段吊带术比保守疗法的成功率更高。

压力性尿失禁手术治疗的主要适应证包括以下几个。

- 非手术治疗效果不佳或不能坚持、不能耐受、预期效果不佳的患者。
- 重度压力性尿失禁，严重影响生活质量的患者。
- 生活质量要求较高的患者。
- 伴有盆腔脏器脱垂等盆底功能病变需行盆底重建者，同时存在压力性尿失禁时。

压力性尿失禁手术的禁忌证，需要妇科医生进行评估。

压力性尿失禁手术的禁忌证如下。

- 存在以急迫性尿失禁为主的混合性尿失禁，应进行药物治疗，如症状明显改善，则不必手术；抗急迫性尿失禁药物治疗效果不佳，提示患者为压力性尿失禁为主的混合性尿失禁，可进行手术治疗。
- 合并尿道阴道瘘、尿道侵蚀、尿道憩室的压力性尿失禁患者，均不建议使用合成吊带。建议这类患者可使用自体筋膜或生物吊带。
- 压力性尿失禁合并逼尿肌功能减退、尿潴留、膀胱容量小的患者，慎重选择抗尿失禁手术。
- 膀胱逼尿肌不稳定。
- 严重的心、肝、肺、肾等疾病者。

◆ 预防措施

◎ 健康科普教育

医务人员应提高对尿失禁的认识及诊治水平，并广泛开展以社区为核心的健康宣教活动。压力性尿失禁是中老年女性的一种常见疾病，也是中医肾气亏虚的一种表现。向患者及其家属说明本病的发病情况及主要危害，使大众认识并了解这是一种可以预防和治疗的疾病，对尿失禁做到早预防、早发现、早治疗。

患者及其家属学习坦然接受疾病的发生，要理解人人都有生病的可能。压力性尿失禁患者，还应注意自我的心理疏导，以解除心理压力，将其对患者生活质量的影响降到最低限度。在医生的帮助下积极治疗，回归健康的生活状态。

◎ 避免尿失禁常见的危险因素

根据尿失禁的常见危险因素，采取相应的预防措施。

对于家族中有尿失禁发生史、肥胖、吸烟、高强度体力运动以及存在便秘等长期腹压增高者，如出现尿失禁，应评估其生活方式与尿失禁发生的可能存在的相关关系，并据此采取改善生活方式等措施以减少压力性尿失禁的发生机会。

◎ 选择性剖宫产

与自然分娩相比较，选择性剖宫产可降低或减少压力性尿失禁的发生。但选择性剖宫产时，还应考虑到社会、心理及经济等诸多因素。

◎ 盆底肌训练

盆底肌训练通过自主的、反复的盆底肌肉群的收缩和舒张，增强盆底肌张力，恢复盆底肌功能，增强尿道阻力，可达到预防和治疗尿失禁的目的，让盆底肌肉群这个"吊床"的吊力绷紧，恢复正常。特别是产后及妊娠期间行有效的盆底肌训练，可有效降低压力性尿失禁的发生率和严重程度。

✦ 预后展望

女性压力性尿失禁的预后可以因个体差异和治疗方法而异。预后通常与病情的严重程度、治疗措施的有效性以及患者的遵循程度有关。

女性压力性尿失禁的预后可以是积极的，特别是对于轻度到中度病情的患者，通过合适的治疗方法和积极的生活方式管理，症状可以得到有效控制。

遇到尿失禁的发生，患者千万不要担心，医生会用专业知识帮助你。

重度病情可能需要更复杂的治疗方法，患者应与医生密切合作，共同制订最适合自己的治疗方案，并根据医生的建议进行定期随访和管理。

预祝每个读这本科普读物的朋友，远离尿失禁的困扰，拥有健康财富。

— 附　录 —

表 1　排尿日记

	在厕所排尿 （时间、数量）		事件 （时间）	事件时的活动	液体摄入 （类型、数量）
上床					
起床					
上床					
起床					
上床					
起床					
上床					
起床					

表 2 国际尿失禁咨询委员会尿失禁问卷表简表（ICI-Q-SF）

许多患者时常漏尿，该表可用于调查尿失禁的发生率和尿失禁对患者的影响程度。患者应仔细回想近 4 周的症状，尽可能回答以下问题。

1. 你的出生日期　　□□□□年 □□月 □□日

2. 性别（在空格处打√）　　　男□　　　　女□

3. 你漏尿的次数？（在一空格内打√）

　　从来不漏尿□ 0

　　1 周约漏尿 1 次或经常不到 1 次□ 1

　　1 周漏尿 2 次或 3 次□ 2

　　每天约漏尿 1 次□ 3

　　1 天漏尿数次□ 4

　　一直漏尿□ 5

4. 我们想知道你认为自己漏尿的量是多少？

　　在通常情况下，你的漏尿量是多少（不管你是否使用了防护用品）（在一空格内打√）

　　不漏尿□ 0

　　少量漏尿□ 1

　　中等量漏尿□ 2

　　大量漏尿□ 5

5. 总体上看，漏尿对你日常生活的影响程度如何？

　　请在 0（表示没有影响）～ 10（表示有很大影响）之间的某个数字上画圈

　　　　　　1　　2　　3　　4　　5　　6　　7　　8　　9　　10

　　ICI-Q-SF 评分（把第 3、第 4、第 5 个问题的分数相加）：□

6. 什么时候发生漏尿？（请在与你情况相符的那些空格打√）

　　从不漏尿□

　　未能到达厕所就会有尿液漏出□

　　在咳嗽或打喷嚏时漏尿□

　　在睡着时漏尿□

　　在活动或体育运动时漏尿□

　　在小便完和穿好衣服时漏尿□

　　在没有明显理由的情况下漏尿□

　　在所有时间内漏尿□

参 考 文 献

［1］金鑫悦，黄锦华，尤晓凤，等.近10年中国成年女性压力性尿失禁患病率及影响因素的 Meta 分析［J］.中国疗养医学，2024，33（3）：24—29.

［2］邹纯纯，赵霞.金匮肾气丸加味联合生物反馈电刺激治疗女性压力性尿失禁的临床观察［J］.浙江临床医学，2020，22（2）：250—252.

［3］缪雪钦，王红日，高美云，等.金匮肾气丸联合盆底生物反馈治疗肾阳虚型产后压力性尿失禁临床研究［J］.康复学报，2021，31（3）：222—227.

［4］胡静，袁明.仿生物电技术联合补中益气颗粒在产后压力性尿失禁的应用研究［J］.时珍国医国药，2020，31（8）：1930—1931.

［5］王海军，曹玉霞，姬俊强，等."秩边透水道"针法治疗女性压力性尿失禁：随机对照研究［J］.中国针灸，2020，40（10）：1061—1064.

［6］黄艺，刘军楹，周文强.基于生物电反馈研究不同取穴方法针刺对产后压力性尿失禁患者的影响［J］.中医药通报，2022，21（8）：17—19，43.

［7］陈慧杰，李保龙，李宇婷，等.浮针结合 Kegel 训练治疗女性压力性尿失禁临床研究［J］.针灸临床杂志，2021，37（10）：19—23.

［8］王喜凤，刘丹，谭曾德，等.以足运感区针刺为主结合盆底肌训练治疗女性轻中度压力性尿失禁的临床研究［J］.现代中西医结合杂志，2021，30（20）：2198—2202.

［9］顾微波，杨杭，王晓颖.针刺疗法配合盆底电生理治疗压力性尿失禁临床研究［J］.新中医，2021，53（6）：109—112.

［10］王燕丽，位珍珍，王麟鹏."老十针"加减方治疗中老年女性轻中度压力性尿失禁临床研究［J］.中国中医药信息杂志，2021，28（6）：100—103.

［11］方盛，时宽，吕晓丹.头体针对女性轻、中度单纯性压力性尿失禁的临床疗效观察［J］.浙江中医药大学学报，2021，45（1）：79—82.

［12］陈利，张海峰，费凌志.头针联合"骶四针"治疗女性压力性尿失禁的超声评价［J］.浙江临床医学，2022，24（4）：534—536.

［13］王千怀，王杰，武峻艳.电针治疗女性单纯性压力性尿失禁的临床研究［J］.世界中西医结合杂志，2021，16（4）：693—695.

［14］陈志珍，柴晟，谢蔚.培补肾气针灸法对女性轻中度压力性尿失禁患者尿动力学

参数及生活质量的影响［J］. 中国药物与临床, 2020, 20（3）: 463—465.

［15］JIAG M, JIANG C, WANG K, et al. Epidemiological investigation of urinary incontinence in peri-and postpartum women from Nanjing, China［J］. Lower Urinary Tract Symptoms, 2021, 13（4）: 481—489.

［16］E RKALAKSOY Y, AKIN B, DERELI YIL MAZ S. Postpartum urinary incontinence: a qualitative study on sexuality and life experiences of muslim Turkish women［J］. Female Pelvic Medicine & Reconstructive Surgery, 2021, 27（8）: 514—520.

［17］Boyers, Dwayne, Kilonzo, Mary, et al. Patient preferences for stress urinary incontinence treatments: a discrete choice experiment［J］. BMJ Open. 2023-Aug-29; 13（8）: e066157.

［18］Sansone, Stephanie, Rardin, et al. The role of pessaries in the treatment of women with stress urinary incontinence: a systematic review and meta-analysis［J］. Female Pelvic Med Reconstr Surg. 2022, 28（6）: e171—e178.

［19］Bensalah, Karim, Peyronnet, Benoit, Khene, Zine-Eddine, et al. Google searches for stress urinary incontinence treatment options: a worldwide trend analysis in the synthetic mesh controversy era［J］.World J Urol. 2023: 2217—2223.

［20］Erdelean, Dragos; Brasoveanu, Simona; Balulescu, Ligia. et al. Evaluating patient preferences and clinical outcomes in stress urinary incontinence treatment: A short-term follow-up study of the transobturator tape procedure and pubourethral ligament plication（a Minimally Invasive Technique）［J］. J Pers Med. 2023–Dec–26; 14（1）.

图书在版编目（CIP）数据

社交癌与你的距离：压力性尿失禁的防治 / 袁萍，
陈敖峥，汪存洲主编 . -- 上海：上海科学普及出版社，
2024. 11. -- ISBN 978-7-5427-8892-4

Ⅰ. R694

中国国家版本馆 CIP 数据核字第 20244TU377 号

责任编辑　黄　鑫　陈星星
封面设计　黄蓓蓉　薛颖峰

长宁区"优质＋均衡"科研人才专项（项目编号 CNJH09）资助图书

社交癌与你的距离

——压力性尿失禁的防治

袁　萍　陈敖峥　汪存洲　**主编**

上海科学普及出版社出版发行

（上海中山北路 832 号　邮政编码　200070）

http://www.pspsh.com

各地新华书店经销　上海盛通时代印刷有限公司印刷

开本 890×1240　1/16　印张 5.75　字数 90 000

2024 年 12 月第 1 版　2024 年 12 月第 1 次印刷

ISBN 978-7-5427-8892-4　定价：58.00 元

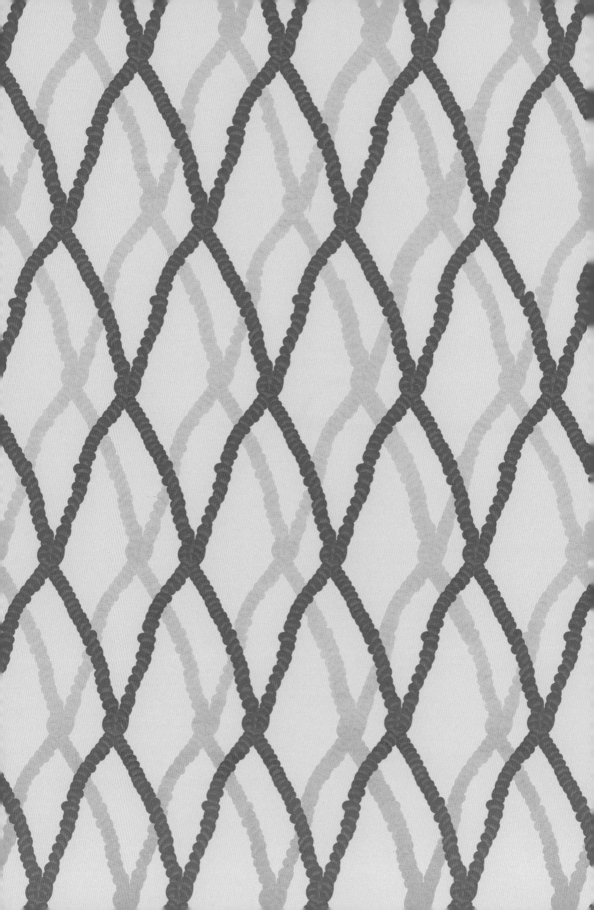